Alfredo Procino

Ruolo dell'organo adiposo nel processo infiammatorio

AF141882

Alfredo Procino

Ruolo dell'organo adiposo nel processo infiammatorio

L'infiammazione regola la trascrizione della Proteina C-reattiva e dei recettori dell'IL6 (gp80,gp130)in adipociti umani

Edizioni Accademiche Italiane

Impressum / Stampa

Bibliografische Information der Deutschen Nationalbibliothek: Die Deutsche Nationalbibliothek verzeichnet diese Publikation in der Deutschen Nationalbibliografie; detaillierte bibliografische Daten sind im Internet über http://dnb.d-nb.de abrufbar.
Alle in diesem Buch genannten Marken und Produktnamen unterliegen warenzeichen-, marken- oder patentrechtlichem Schutz bzw. sind Warenzeichen oder eingetragene Warenzeichen der jeweiligen Inhaber. Die Wiedergabe von Marken, Produktnamen, Gebrauchsnamen, Handelsnamen, Warenbezeichnungen u.s.w. in diesem Werk berechtigt auch ohne besondere Kennzeichnung nicht zu der Annahme, dass solche Namen im Sinne der Warenzeichen- und Markenschutzgesetzgebung als frei zu betrachten wären und daher von jedermann benutzt werden dürften.

Informazione bibliografica pubblicata da Deutsche Nationalbibliothek (Biblioteca Nazionale Tedesca): la Deutsche Nationalbibliothek novera questa pubblicazione su Deutsche Nationalbibliografie. Dati bibliografici più dettagliati sono disponibili in internet al sito web http://dnb.d-nb.de.
Tutti i nomi di marchi e di prodotti riportati in questo libro sono protetti dalla normativa sul diritto d'Autore e dalla normativa a tutela dei marchi. Questi appartengono esclusivamente ai legittimi proprietari. L'uso di nomi di marchi, di nomi di prodotti, di nomi famosi, di nomi commerciali, di descrizioni dei prodotti, ecc. anche se trovati senza un particolare contrassegno in queste pubblicazioni, sono considerati violazione del diritto d'autore e pertanto non possono essere utilizzati da chiunque.

Coverbild / Immagine di copertina: www.ingimage.com

Verlag / Editore:
Edizioni Accademiche Italiane
ist ein Imprint der / è un marchio di
OmniScriptum GmbH & Co. KG
Heinrich-Böcking-Str. 6-8, 66121 Saarbrücken, Deutschland / Germania
Email / Posta Elettronica: info@edizioni-ai.com

Herstellung: siehe letzte Seite /
Pubblicato: vedi ultima pagina
ISBN: 978-3-639-77259-3

Indice

Prefazione

L'obesità viene da molti considerata come un semplice problema estetico: l'accumulo di tessuto adiposo nel sottocutaneo e nell'addome rende l'immagine più sgraziata. L'obesità, invece, è una condizione patologica tipica, anche se non esclusiva, della società «del benessere», caratterizzata da un eccessivo accumulo di grasso corporeo che può portare effetti negativi sulla salute con una conseguente riduzione dell'aspettativa di vita. Nel 1997 l'Organizzazione mondiale della sanità (OMS) ha riconosciuto ufficialmente l'obesità come un'epidemia globale. Non meraviglia pertanto se molti studi sperimentali sono stati condotti negli anni scorsi allo scopo di conoscere il ruolo del tessuto adiposo nei processi organici.

Il tessuto adiposo è formato da cellule dette adipociti ed è diviso in tessuto adiposo bianco (WAT) e tessuto adiposo bruno (BAT). L'adipogenesi è il processo di differenziazione mediante il quale i preadipociti divengono adipociti. L'adipogenesi è stata uno dei più studiati modelli di differenziazione cellulare. Gli adipociti giuocano indubbiamente un ruolo vitale nella omeostasi energetica e rappresentano la più grande riserva energetica corporea. Ma svolgono anche un ruolo importante nella regolazione dei processi metabolici. Questi processi sono influenzati da ormoni, citochine e fattori trascrizionali che svolgono anche un ruolo importante nella differenziazione degli adipociti stessi. I meccanismi sono così complessi ed i fattori coinvolti così numerosi, che diventa difficile studiarli se non si è esperti sull'argomento.

Per questo la presente rassegna è particolarmente importante. Alfredo Procino è uno dei più grandi esperti nel campo dell'organo adiposo avendo svolto interessanti ricerche sperimentali sull'adipogenesi, sul ruolo del tessuto adiposo nel metabolismo dell'uomo, sui rapporti tra tessuto adiposo e l'infiammazione e sulle modalità per prevenirla.

In questa rassegna Procino, dopo avere descritto la genesi del tessuto adiposo, la sua distribuzione anatomica, il suo ruolo fisiologico ed avere accennato alla regolazione ormonale dell'adipogenesi e della sua inibizione da parte di citochine e di fattori di crescita, e dopo essersi soffermato sulla famiglia dei fattori trascrizionali, si dilunga sulla obesità, sulle alterazioni del tessuto adiposo che possono causare importanti condizioni patologiche, come resistenza all'insulina, insorgenza di diabete di tipo II, ipertensione arteriosa ed arteriosclerosi. Importante e ben descritta è la descrizione dei rapporti tra tessuto adiposo e infiammazione. Viene sottolineato l'aumento della concentrazione plasmatica dell'Interleuchina 6 nell'obesità, soprattutto nell'obesità addominale per l'aumentata produzione dell'Interleuchina 6 da parte del tessuto adiposo omentale rispetto a quello sottocutaneo, nonché l'aumento della proteina C Reattiva in circolo legata all'obesità. La review si conclude con una descrizione della proteina C Reattiva e delle sue funzioni immunoregolatorie.

Il grande merito dell'autore è stato quello di fare il punto delle nostre conoscenze sul tessuto adiposo. Il risultato è stato un volume eccellente, in cui tutto è esposto in forma chiara e discorsiva che rende la lettura piacevole e sempre interessante ed avvincente. Da esperto dell'argomento Alfredo Procino mostra notevoli capacità nell'esporre in forma semplice e comprensibile anche argomenti complessi come quelli da lui trattati.

Prof. Vittorio E. Andreucci

Capitolo I

1.Adipogenesi

L'adipogenesi, vale a dire il processo attraverso il quale le cellule adipose si sviluppano dai preadipociti, costituisce uno dei processi di differenziazione cellulare più intensamente studiato, anche grazie alla disponibilità di modelli *in vitro* che riproducono fedelmente la maggior parte degli aspetti relativi alla formazione delle cellule adipose *in vivo*. Lo studio di questo processo nell'uomo permette la comprensione di aspetti cruciali della biologia, quali la crescita e la differenziazione cellulare, consentendo il conseguimento di possibili benefici per la salute umana attraverso la identificazione delle basi molecolari di gravi patologie metaboliche quali l'obesità e il diabete.

1.1 Ruolo fisiologico del tessuto adiposo

Il tessuto adiposo, oltre ad essere un modello per la comprensione dei meccanismi generali dello sviluppo embrionale, riveste un ruolo chiave nella regolazione del bilancio energetico dell'organismo (1). Esso è infatti coinvolto nella sintesi e secrezione di molecole segnale quali l'adipsina, il TNFα, la leptina e l'inibitore dell'attivatore del plasminogeno (UPA-1) (2-3-4-5). TNFα e leptina risultano a loro volta coinvolti nell'omeostasi energetica e/o nella sensibilità sistemica all'insulina (6-7). La visione attuale dell'adipocita è pertanto radicalmente cambiata rispetto al passato. Oggi sappiamo che questa cellula non è solo un deposito per lo stoccaggio di molecole ad elevato contenuto energetico, ma costituisce un importante integratore della regolazione di programmi metabolici.

Lo sviluppo di linee cellulari immortalizzate di preadipociti è stato determinante per lo studio dell'adipogenesi. Le fasi della differenziazione dell'adipocita, *in vitro*, rispecchiano quasi fedelmente quelle che si osservano *in vivo*. Esse comprendono cambiamenti morfologici, blocco della crescita cellulare, espressione di enzimi lipogenici, esteso accumulo lipidico e sensibilità agli ormoni chiave che agiscono sull'adipocita, compresa l'insulina.

Sebbene lo studio dell'adipogenesi coinvolga principalmente il tessuto adiposo bianco (tessuto adiposo chiaro = WAT), nei mammiferi esiste un altro tipo di tessuto adiposo detto bruno (tessuto adiposo bruno = BAT).

La funzione fisiologica svolta dal BAT è opposta a quella del WAT. Il BAT è principalmente coinvolto nella dissipazione di energia, piuttosto che nel suo immagazzinamento, come vedremo in seguito (8). Questa perdita di energia avviene principalmente attraverso un aumento della biogenesi mitocondriale e l'espressione di una particolare proteina, detta proteina disaccoppiante (UCP-1), che dissipa il gradiente protonico che si instaura attraverso la membrana mitocondriale interna durante il passaggio degli elettroni lungo la catena respiratoria. Disaccoppiando la produzione di ATP dal movimento dei protoni lungo il loro gradiente di concentrazione elettrochimico, si genera calore (9). In termini fisiologici, si ritiene che il BAT funzioni in due situazioni principali: la difesa dal freddo e la protezione dall'obesità. Poiché i grandi mammiferi, come gli uomini, hanno un deposito di BAT ridotto rispetto ai mammiferi più piccoli, come i roditori, il significato fisiologico del BAT nella nostra specie è risultato di difficile interpretazione. Ciò nonostante è chiaro che cellule di tessuto adiposo bruno esistano negli uomini e posseggono componenti molecolari necessari per dissipare energia sotto forma di calore.

L'adipogenesi avviene sia nello stadio prenatale che postnatale e continua per tutta la vita dell'organismo. Questo processo è la conseguenza del normale turn-over cellulare, della necessità di immagazzinare calorie e di incrementare il peso corporeo (10).

1.2 Programma di sviluppo negli adipociti

Il tessuto adiposo, a differenza di altri tessuti, è presente in aree diverse del corpo, e di solito, si forma in distretti ricchi di tessuto connettivo lasso, come gli strati sottocutanei tra muscoli e derma. Depositi adiposi si formano inoltre intorno al cuore, ai reni ed altri organi interni (11). Lo sviluppo dell'adipocita tende ad avvenire in clusters, sia *in vivo* che *in vitro*, probabilmente a causa dell'esistenza di un fattore di reclutamento da parte degli adipociti maturi, il quale assicura che dove una cellula adiposa si sviluppa, altre seguiranno. Questo fattore non è stato ancora isolato, anche se il mezzo di coltura di adipociti maturi è capace di indurre la differenziazione di preadipociti (12).

Indagini microscopiche hanno mostrato che l'evento principale associato allo sviluppo dell'adipocita è la formazione di una ricca rete di capillari in una regione particolare di tessuto connettivo lasso sottocutaneo generando quelli che Wasserman denominò organi primitivi (13). Questo suggerisce un collegamento importante tra adipogenesi e angiogenesi, anche se non sono ancora chiare le interazioni tra i due processi (14).

Il tessuto adiposo è generato da precursori mesodermici che possono dare origine a diversi tipi cellulari. Studi *in vitro* confermano che il tessuto adiposo, il tessuto muscolare e quello cartilagineo possono derivare da un'unica cellula staminale pluripotente (15). Non sono ancora stati identificati gli eventi molecolari iniziali che inducono i precursori mesenchimali primitivi verso la linea adipocitaria. Le fasi finali della differenziazione adipocitaria risultano invece meglio conosciute.

L'isolamento delle linee cellulari 3T3-L1 e 3T3-F442A da cellule Swiss3T3 (16-17-18) è stato importante per lo studio *in vitro* delle proprietà differenziative dei preadipociti. Queste cellule non sono distinguibili dai fibroblasti, nonostante siano già determinate verso la linea adipocitaria, e si differenziano in adipociti maturi nel giro di 4-6giorni se trattate con agenti differenzianti.

Esponendo preadipociti ad agenti ormonali differenzianti si innesca il primo evento caratterizzante l'adipogenesi, che è costituito, in coltura, da una serie di divisioni cellulari definite espansione clonale e dall'arresto della crescita, che consegue all'inibizione da contatto. E' interessante notare che questo processo termina quando si realizza un incremento dell'espressione genica di specifici fattori trascrizionali quali il peroxisome proliferator-activated receptor-γ (PPARγ) ed il CCAAT/enhancer binding protein α (C/EBPα), (19-20). L'induzione di questi due fattori è seguita da un secondo periodo permanente di arresto della crescita cellulare e successivamente dalla generazione del fenotipo adiposo maturo.

Come questi due fattori (proteine) agiscano non è ancora chiaro; ma l'attivazione di PPARγ in cellule 3T3-F442A causa l'inibizione dell'azione di geni cruciali nel controllo del ciclo cellulare, come il fattore trascrizionale E2F (21) e della proteina retinoblastoma (Rb) (Black& Azizkhan-Clifford 1999, Kaelin 1999) che interagisce con E2F. L'inattivazione di Rb inibisce l'adipogenesi; al contrario la sua attivazione è favorita da un ripristino di Rb (22-23). Il blocco del ciclo cellulare nell'adipogenesi è favorito da variazioni dall'attivazione delle chinasi ciclino-dipendenti come p18, p2, e forse p27 (19).

Al blocco della crescita cellulare segue una fase di sintesi di fattori trascrizionali di innesco dell'adipogensi come C/EBP-β e C/EBP-δ, espressi nelle fasi iniziali ed in maniera transitoria (Darlington et al 1998), e di un incremento nell'accumulo dei regolatori trascrizionali PPARγ e C/EBPα. Segue poi l'attivazione di tutti i geni adipo-specifici i cui prodotti principali includono glicerolo-fosfato-deidrogenasi, acido grasso sintetasi, acetil CoA-carbossilasi, enzima malico, GLUT-4, il recettore per l'insulina e aP2 (la proteina che lega specificamente gli acidi grassi) (24).

E' interessante notare che, *in vitro*, la produzione di TNFα e leptina, i due fattori che svolgono un ruolo regolatorio nella fisiologia sistemica, è ridotta rispetto alla condizione *in vivo;* questa è una eccezione alla osservazione che l'adipogenesi *in vivo* è molto simile a quella *in vitro*.

Un'importante limitazione nell'uso di linee cellulari per lo studio dell'adipogenesi è il fatto che esse non permettono di valutare differenze deposito-specifiche nel comportamento della cellula.

In vivo, il WAT, è localizzato in una varietà siti, tra cui la regione perigonadale, l'omento, il retro-peritoneo e i depositi sottocutanei. Preadipociti isolati da aree differenti hanno diversi potenziali adipogenici; il motivo di ciò è completamente sconosciuto (25-26-5). Inoltre, il comportamento metabolico degli adipociti maturi differisce da deposito a deposito. Esistono, per esempio, differenze note nella risposta lipolitica alla stimolazione adrenergica fra i pannicoli adiposi viscerali e sottocutanei (27-28). Le differenze regionali nel comportamento del tessuto adiposo hanno conseguenze cliniche molto importanti: i soggetti (di solito uomini) con aumentata adiposità viscerale hanno un maggiore rischio di insulino-resistenza, dislipidemia e malattie cardiovascolari rispetto a coloro con peso equivalente ma con un maggiore grado di adiposità sottocutanea.

1.3 Controllo trascrizionale della differenziazione del tessuto adiposo

La differenziazione del tessuto adiposo chiaro (WAT) è stata estesamente studiata a livello trascrizionale, principalmente in linee cellulari di preadipociti. Nella maggior parte dei casi questi studi sono originati da una analisi dettagliata dei promotori di geni specifici del tessuto adiposo, confidando nell'ipotesi che fattori di trascrizione scoperti in questo modo, avrebbero svolto un ruolo importante nella differenziazione adipocitica e nella loro espressione genica. E ciò si è dimostrato vero in molti casi.

1.4 PPARγ

L'analisi della regione fiancheggiante al 5' del gene aP2 ha portato alla scoperta del primo enhancer degli adipociti. Questo elemento, localizzato 5kb a monte del sito di inizio della trascrizione, è capace di dirigere l'espressione genica a partire da un promotore minimo specifico sia in adipociti in coltura che in topi transgenici (29). Un'analisi dettagliata di questo elemento enhancer ha identificato gli elementi chiave che agiscono in cis (ARE 6 e 7), ed un fattore transattivante, ARF6, che si lega a questi siti. Il clonaggio di questo fattore ha portato alla sua identificazione: è un eterodimero costituito da due recettori nucleari, PPARγ e RXR (30-31). PPARγ esiste in due isoforme proteiche che sono generate utilizzando un promotore diverso per splicing alternativo all'estremità 5' del gene: PPARγ2 contiene 30 aminoacidi in più all'estremità N terminale rispetto al PPARγ1 (32-33). Mentre molti tessuti esprimono bassi livelli di PPARγ1, PPARγ2 è altamente selettivo per il tessuto adiposo ed è espresso a livelli molto alti in questo tessuto (33-34).

Recenti indagini hanno dimostrato che PPARγ è il principale responsabile della differenziazione adipocitica. Esso è infatti capace di attivare l'intero programma differenziativo, previo legame con un coattivatore, il recettore X retinoide (RXR), e di formare un eterodimero che induce l'adipogenesi. Può succedere invece, che RXR leghi il recettore dell'acido retinoico (RAR) formando un eterodimero che blocca l'intero processo. Poiché i livelli di PPARγ e RAR variano di continuo durante la differenziazione, un cambio nel partner di RXR può innescare una regolazione negativa o positiva dell'adipogenesi. L'uso di antagonisti di PPAR, come l'acido eicosatetraioico (ETYA) o l'antidiabetico Tiazolinedione (TZD), attiva PPARγ determinando una forte risposta differenziativa (35). La differenziazione indotta da antagonisti di PPAR provoca accumulo di lipidi ed espressione di geni adipocita-specifici.

Il ruolo di PPARγ nell'adipogenesi *in vivo* è stato dedotto da studi che hanno deleto questo gene nel topo. La mutazione omozigote recessiva è letale nelle fasi precoci gestazione (e10-10.5); ciò è dovuto ad un difetto nello sviluppo della placenta (36-37). Un approccio per la soluzione di questo problema è stato quello di creare embrioni chimerici utilizzando una combinazione di cellule tetraploidi wild-type, che consentono la non manifestazione del difetto placentare, e di cellule PPARγ recessive che sono le uniche a contribuire all'embrione vero e proprio. Utilizzando questo approccio si è ottenuto che un topo omozigote mutante si è sviluppato a termine, anche se è morto poco dopo la nascita (36). Questo topo mancava in modo significativo di depositi di tessuto adiposo bruno (BAT). Non sono state tratte conclusioni rispetto al WAT in quanto il BAT nel topo si sviluppa dopo la nascita e questo animale era morto prima del tempo necessario alla sua formazione.

PPARγ può essere attivato mediante legame con ligandi sintetici come il tiazolidinedione (TZD), (38), antidiabetico capace di indurre adipogenesi *in vivo* e *in vitro* e ligandi naturali appartenenti sia al gruppo dei prostanoidi (15dPGJ2) (39-40) sia agli acidi grassi polinsaturi e loro derivati inclusi l'oleato ed il linoleato. E' interessante notare come tutti questi ligandi naturali mostrano affinità di legame nettamente inferiore rispetto all'affinità di legame di molti altri recettori nucleari ormonali per il loro ligando.

1.5 La famiglia di fattori trscrizionali C/EBPs

Questa è una famiglia di fattori trascrizionali, del tipo basic-leucine zipper, la cui distribuzione tissutale non è esclusiva del tessuto adiposo. Nelle linee cellulari di preadipociti indotte a differenziarsi i livelli di mRNA per C/EBP-β, -δ e le concentrazioni delle corrispondenti proteine aumentano precocemente e transitoriamente (41-42-43). Invece C/EBPα interviene nelle fasi successive del programma differenziativo e precede di poco l'induzione dei geni specifici per le cellule adipose.

Esperimenti con cellule 3T3-L1 mostrano che l'espressione ectopica di C/EBP-β induce differenziazione in assenza di induttori ormonali. Esperimenti analoghi condotti con C/EBP-δ, invece, evidenziano un'adipogenesi accelerata che comunque richiede la presenza di agenti differenzianti (43).

I risultati ottenuti in topi privati dei geni che codificano per questi fattori sono ambigui sebbene confermino in generale il ruolo di questi regolatori trascrizionali nello sviluppo della cellula adiposa. Topi che mancano di C/EBPβ o C/EBPδ hanno

11

un normale WAT; tuttavia il loro BAT mostra un accumulo lipidico e un'espressione di UCP-1 ridotta. Topi senza entrambi i fattori C/EBPβ e C/EBPδ, hanno invece un fenotipo più drammatico. Circa l'85% di questi animali muore nel periodo perinatale per cause sconosciute; il rimanente 15% che sopravvive presenta una drastica riduzione del BAT e riduzioni minori del WAT (44). E' interessante notare che la riduzione del BAT sembra derivare da ridotta accumulazione lipidica, mentre la riduzione nel WAT implica la riduzione del numero di cellule con grandezza, morfologia e profili d'espressione genica normali negli adipociti di tessuto adiposo chiaro capaci di differenziarsi.

Il coinvolgimento di C/EBPα nell'adipogenesi è sostenuto da dati più solidi. L'iperespressione di C/EBPα in preadipociti 3T3-L1 ne induce la differenziazione in cellule adipose mature e l'espressione di RNA antisenso anti-C/EBPα nelle stesse cellule blocca questo processo (45-46). Gli animali portatori di una delezione omozigote per il gene C/EBPα presentano un accumulo lipidico drammaticamente ridotto di WAT e BAT (47) nei cuscinetti adiposi. Tuttavia questi topi soccombono per ipoglicemia entro la prima settimana di vita in seguito all'impossibilità di attivare la gluconeogenesi epatica; pertanto la loro ridotta adiposità va considerata alla luce del loro grave danno metabolico. Infatti la riduzione dell'adiposità appare essere principalmente il risultato di un'adipogenesi depressa, in quanto i markers della differenziazione adipocitica risultano normalmente espressi nei pannicoli adiposi di questi animali.

1.6 Cascata trascrizionale

Alla luce dei dati disponibili relativi al controllo trascrizionale dell'adipogenesi, è stato proposto un modello a cascata che prevede l'attivazione sequenziale di fattori appartenenti alla famiglia C/EBP e di PPARγ (Fig.1). I regolatori trascrizionali C/EBP β e C/EBPδ, secondo questo modello, sono attivi nelle fasi iniziali del processo adipogenico ed inducono l'espressione di PPAR-γ. Infatti, la produzione di queste due proteine, precede sempre quella di PPAR-γ. Inoltre l'espressione di C/EBPβ induce quella di C/EBPδ (48). La fase successiva della cascata prevede che PPAR-γ, una volta formato l'eterodimero attivo con RXR, inneschi la sintesi di C/EBP- α.

Il modello a cascata, è supportato da diverse evidenze sperimentali: l'espressione di PPAR-γ precede sempre quella di C/EBPα; l'uso di specifici ligandi per PPARγ e la sua espressione ectopica comporta la produzione di mRNA per C/EBPα. Cellule PPARγ (−/−), esposte ad un programma differenziativo, non diventano adipociti e non producono C/EBPα pur manifestando livelli normali di C/EBPβ e C/EBPδ (37-49). Fibroblasti embrionali C/EBPα (-/-) difficilmente producono tessuto adiposo se indotti a differenziare e presentano ridotte concentrazioni di PPARγ (50). Se in questi fibroblasti si reintroduce C/EBPα, attraverso l'uso di un vettore retrovirale, i livelli di PPAR-γ aumentano e la capacità differenziativa si rigenera. Ciò rivela l'esistenza di un meccanismo a feedback positivo all'interno della cascata, nel quale l'espressione di PPARγ rinforza l'espressione del C/EBPα e viceversa; questo fenomeno assicura che, una volta avviata, la cascata mantenga l'espressione di questi fattori critici e quindi lo stadio differenziato. Ulteriore prova della sinergia esistente tra PPARγ e C/EBPα, è data dal fatto che essi cooperano nell'attivazione di geni specifici coinvolti nel processo differenziativo (51). Le basi molecolari per spiegare quest'interazione sono ancora sconosciute, ma è importante notare che diversi geni adipocita-specifici (PEP-CK, aP2) possiedono siti di legame sia per le proteine C/EBP che per l'eterodimero PPAR-γ/RXR. Probabilmente esiste un comune mediatore trascrizionale con cui interagiscono (52-35-53-31).

Devono esistere però altre importanti diramazioni in questa cascata trascrizionale, tali da giustificare tutti i dati disponibili. Il WAT e il BAT di topi doppi knock out per C/EBP-β e -δ esprimono livelli normali di PPARγ e C/EBPα; ciò implica l'esistenza di un meccanismo alternativo che induce PPARγ e che è indipendente da C/EBP (44). Come riportato successivamente, questo meccanismo può coinvolgere un fattore di trascrizione conosciuto come ADD1/SREBP1.

C'è la possibilità che C/EBPs e PPARγ rappresentino percorsi paralleli, l'uno di supporto all'altro, nell'adipogenesi; oppure che in realtà sia uno di essi a guidare l'adipogenesi e l'altro serva principalmente a sintonizzare il processo. Sappiamo infatti che PPARγ può stimolare la maggior parte (ma non tutti) gli aspetti dell'adipogenesi in cellule mancanti di C/EBPα (50).

1.7 Altre componenti trascrizionali

Sono stati descritti altri fattori trascrizionali temporaneamente e/o funzionalmente legati all'adipogenesi. Sebbene sia stato dimostrato che nessuno di questi influenzi lo sviluppo dell'adipocita allo stesso modo di PPARγ e di C/EBPs, é possibile che alcuni di essi possano agire come importanti modulatori di alcuni aspetti dello sviluppo e della funzione delle cellule adipose.

Il più importante tra questi è certamente rappresentato da ADD1/SREBP1, clonato indipendentemente come fattore derivante da adipociti. La sua espressione ectopica comporta l'avvio del programma differenziativo, attivando direttamente PPARγ attraverso il legame ad un dominio E-box presente nel promotore di questo gene (54). ADD1/SREBP1 è anche capace di legare gli elementi regolatori degli steroli (SREs) nei geni regolatori del colesterolo (55). L'espressione di ADD1/SREBP1, indotta durante l'adipogenesi, è regolata dalla fame e dal digiuno; inoltre è probabile che sia stimolata dall'insulina *in vivo*, poiché *in vitro* l'insulina modula l'espressione di ADD1/SREBP1 in adipociti in coltura. E' noto che l'ADD1/SREBP1 attivato può regolare una serie di geni legati al metabolismo degli acidi grassi e dei trigliceridi. Il fatto che almeno alcuni di questi geni siano drasticamente regolati in parallelo con ADD/SREBP1 suggerisce fortemente che questo fattore rappresenti un legame chiave tra i cambiamenti nutrizionali e il programma genetico lipogenico.

Altri fattori di trascrizione implicati nell'adipogenesi includono PPARδ, i recettori nucleari orfani RORγ e ERRα e varie proteine STAT. Il significato funzionale di questi fattori non risulta ancora completamente chiarito.

Capitolo II

2. Regolazione ormonale e cellulare dell'adipogenesi: Induttori dell'adipogenesi

In questo processo un ruolo importante è esercitato dall'insulina che è in grado di indurre differenziazione *in vitro*, determinando l'accumulo di lipidi nell'adipocita (56) mediante attivazione del recettore IGF-1 (**vedi Fig. 2**). L'IGF-1 e l'insulina attivano diversi circuiti di trasduzione del segnale a valle dei quali tutti o qualcuno potrebbero mediare gli effetti adipogenici di questo ormone. Entrambe le molecole stimolano RAS e l'espressione ectopica di RAS attivato induce l'adipogenesi senza la necessità di altra stimolazione ormonale (57). Al contrario, la riduzione di RAS rallenta la normale differenziazione (58-59). Paradossalmente, RAS é un potente attivatore della cascata MAP chinasica, che può chiaramente inibire l'adipogenesi. La tempistica dell'attivazione di RAS, nel processo di differenziazione, può essere critica nel determinare se agirà in modo positivo o negativo.

Recentemente è stato identificato un altro effettore a valle dell'azione dell'insulina, la proteina chinasi B (PKB, anche nota come AKT). L'espressione di PKB in preadipociti 3T3-L1 induce differenziazione spontanea (60).

Un'altra famiglia di ormoni coinvolta nell'adipogenesi è rappresentata dai glucocorticoidi, il cui effetto adipogenico è stato dimostrato in colture di preadipociti mediante esperimenti condotti con somministrazione di glucocorticoidi nella forma di desametazone (Dex). Tale molecola agisce attivando il recettore glucocorticoide (GR), un recettore ormonale appartenente alla stessa famiglia di PPARγ. I target trascrizionali di GR, coinvolti nell'adipogenesi, non sono ancora chiari; sappiamo però che il Dex induce C/EBPδ e questo spiegherebbe il suo coinvolgimento nell'adipogenesi (61). Ulteriori ricerche hanno dimostrato che il Dex riduce l'espressione di PREF-1, un inibitore dell'adipogenesi. Questo fattore blocca l'azione

16

differenziativa del Dex e la riduzione antisenso-mediata di PREF-1, e riduce la dose di Dex necessaria affinché si abbia differenziazione (62).

Ricerche condotte con altri ormoni hanno dato esiti più ambigui. Ad esempio l'ormone della crescita è in grado di indurre differenziazione *in vitro* in diverse linee preadipocitiche; però colture di preadipociti primari sono rimaste insensibili e mostrano un'inibizione provocata dall'ormone stesso (63-64-65).

Esiste un'altra molecola nota per la sua azione differenziativa: l'adenosina-monofosfato-ciclico (cAMP). Esperimenti condotti con colture di preadipociti, rivelarono che l'aggiunta di metilisobutilxantina (MIX, inibitore della fosfodiesterasi) favorisce la differenziazione. L'azione combinata di cAMP, insulina e Dex produce i maggiori effetti differenziativi ed è ancora il regime *in vitro* migliore per ottenere adipociti partendo da colture di preadipociti 3T3-L1. Dati recenti suggeriscono che il fattore di trascrizione attivato da cAMP, CREB, è necessario e sufficiente ad indurre completa adipogenesi nelle cellule 3T3-L1 (66). Quest'ultima osservazione è tuttavia alquanto sorprendente, perché il topo knockout per CREB non mostra un fenotipo adiposo tipico (67).

2.1 Inibitori dell'adipogenesi

Diverse citochine, incluse il TNFα, IL-1, e molte altre molecole pro-infiammatorie, sopprimono la differenziazione delle cellule adipose in molte linee cellulari di preadipociti in coltura, e possono determinare la de-differenziazione di cellule adipose mature (68-69). Inoltre diversi fattori di crescita sono potenti inibitori dell'adipogenesi, incluso PDGF, FGF, e EGF (70-71-72). Topi transgenici che iperesprimono transforming growth factor (TGF)-α hanno circa la metà del grasso corporeo rispetto ai topi non transgenici della stessa figliata (73); ed è stato dimostrato che TGF-β inibisce l'adipogenesi *in vitro* (74-75). Questo meccanismo vede coinvolte diverse citochine infiammatorie, quali TNF-α e IL-1, capaci di provocare deplezione lipidica e inversione del processo differenziativo in colture

17

cellulari 3T3-L1 (68-69). Probabilmente l'effetto inibitorio è determinato dall'attivazione della MAP-chinasi (Fig.3); quest'enzima è capace di fosforilare direttamente PPAR-γ2 agendo su un residuo di Serina-112, nel dominio amino-terminale (76-77-78-79). Lo stesso enzima può fosforilare anche RXR (partner obbligato di PPAR-γ per innescare l'adipogenesi) bloccando l'intero meccanismo differenziativo (80).

Al contrario l'azione di p38MAP-chinasi stimola l'adipogenesi; infatti evidenze sperimentali mostrano che alleli dominanti negativi di p38 e l'uso di inibitori chimici di p38 comportano un blocco del programma differenziativo (81). Mentre l'espressione costitutiva di un attivatore a monte, MKK6, di p38 aumenta l'adipogenesi, si ipotizza che p38 svolga il suo ruolo agendo sul fattore C/EBPβ.

L'inibizione dell'adipogenesi coinvolge anche una glicoproteina transmembrana, PREF-1, presente nei preadipociti, e regolata negativamente durante la differenziazione degli adipociti (82). L'azione di PREF-1 può essere paracrina, cioè rilasciato dall'adipocita come molecola solubile, oppure autocrina se espressa ectopicamente nella forma legata alla membrana (83). La proteina PREF-1 è codificata da un gene contenente homeobox denominato dlx.

2.2 Differenziazione del tessuto adiposo bruno

Il tessuto adiposo bruno (BAT) costituisce un sistema specializzato nel dissipare energia sotto forma di calore. L'adipocita del WAT e quello del BAT condividono lo stesso complesso enzimatico; però l'accumulo di lipidi nel grasso bruno è utilizzato come risorsa di acidi grassi, da ossidare nei mitocondri, mentre nel WAT i lipidi rappresentano una riserva energetica. Inoltre i due tipi cellulari sono morfologicamente distinti; infatti nell'adipocita bruno (BAT) sono presenti numerosi mitocondri e i lipidi sono organizzati in tante piccole goccioline; al contrario l'adipocita chiaro (WAT) presenta pochi mitocondri ed un'unica goccia lipidica.

Il BAT è presente nel pannicolo adiposo dei roditori, mentre nell'uomo è possibile identificare tessuto adiposo bruno solo nel periodo neonatale, all'interno della cavità toracica attorno ai grossi vasi. Recentemente è stata dimostrata la presenza di isole di BAT all'interno del tessuto adiposo chiaro: attraverso metodiche di PCR molto sensibili sono stati identificati m-RNA per la proteina disaccoppiante UCP-1 espressi nel WAT di individui adulti (84-85). Ciò prova l'esistenza di isolotti di adipociti bruni, all'interno dei depositi di tessuto adiposo chiaro.

Sebbene non siano stati identificati fattori di trascrizione la cui espressione è specifica per il tessuto bruno, PPARγ e C/EBPα sono indotti durante l'adipogenesi del BAT in maniera analoga a quanto avviene nella differenziazione del WAT. Come già detto, nel topo knockout per PPARγ generato mediante il ripristino della insufficienza placentare con cellule tetraploidi, lo sviluppo del BAT risulta ritardato (36). Inoltre, l'attivazione di PPARγ mediante i ligandi TZD nelle linee cellulari di adipociti bruni, come HIB1 e HIB2, induce una grossa differenziazione, e la somministrazione di TZDs ai roditori induce accumulo di BAT interscapolare (86) Nel tessuto bruno è stato trovato anche PPAR-α, molecola nota poiché coinvolta nella β-ossidazione degli acidi grassi in diversi tessuti, oltre che nel BAT. Trattandosi di un meccanismo biochimico fondamentale nel tessuto adiposo bruno è probabile che questo fattore sia altrettanto importante in altri tessuti (87).

Dati recenti mostrano un netto coinvolgimento delle proteine C/EBP nell'adipogenesi del BAT. Topi carenti di C/EBPα o di C/EBPβ e C/EBPδ mostrano un evidente riduzione dei lipidi intracellulari, accompagnata da un calo della concentrazione della proteina UCP-1 (44-47).

Il ruolo svolto da PPAR-γ nella differenziazione di entrambi i tipi di adipociti, ha stimolato la ricerca di un cofattore, per questa proteina, che possa influenzare l'accumulo energetico nel WAT o il consumo di energia nel BAT. I risultati di questo studio hanno permesso l'identificazione di una proteina di 90Kd, PGC-1, presente nel muscolo, cuore, rene e grasso bruno ma non nel grasso chiaro. L'espressione di PGC-1 aumenta nel tessuto bruno e nel muscolo scheletrico (siti maggiormente coinvolti nella termogenesi adattativa) dopo esposizione a freddo. L'esposizione di cellule del WAT a PGC-1induce un aumento della biogenesi mitocondriale ed un incremento della proteina UCP-1. Lo stesso trattamento con cellule muscolari evidenzia intensa biogenesi mitocondriale e sintesi di una proteina disaccoppiante diversa, UCP-2 (88). Approfondendo le ricerche sulla proteina PGC-1, si è scoperta la sua funzione nel dirigere lo sviluppo dei preadipociti verso il fenotipo bruno. Diverse osservazioni confermano questa scoperta:

1. PGC-1 interagisce direttamente con PPAR- γ, un fattore che attiva l'enhancer di UCP-1.

2. L'esposizione di adipociti del WAT a PGC-1 comporta l'espressione endogena di UCP-1 e l'incremento della biogenesi mitocondriale, entrambe caratteristiche del BAT.

3. L'espressione di PGC-1 è regolata dall'cAMP intracellulare e dall'attivazione dei recettori β-adrenergici. Questi due agenti sono responsabili della sintesi di UCP-1 e dell'ipertrofia del BAT (89).

Sebbene queste correlazioni siano suggestive, esperimenti *in vitro* non hanno aumentato i valori di PGC-1 rispetto a quelli *in vivo*. Inoltre l'induzione di UCP-1 è sicuramente minore rispetto alle concentrazioni riscontrate *in vivo*. E` interessante notare che topi geneticamente puri esposti all'azione di antagonisti β-adrenergici mostrano accumulo di BAT nei pannicoli di WAT (90).

Si discute anche sulla possibilità che BAT e WAT derivino dagli stessi precursori preadipocitici oppure che si originino indipendentemente da cellule staminali mesenchimali indifferenziate che mantengono anche un potenziale miogenico e/o condrogenico. I dati disponibili non permettono di rispondere al quesito, ma probabilmente, la prima ipotesi, data la similarità nella cascata trascrizionale, appare operativa sia nel BAT che nel WAT **(Fig.4)**. Infine, gli esperimenti prima citati implicanti la stimolazione del BAT da parte di antagonisti beta-adrenergici portano a prospettare la possibilità che il BAT derivi dalla trans-differenziazione del WAT maturo. Per rispondere a tale quesito bisogna aspettare che vengano condotti studi che inducano l'espressione di potenziali fattori promuoventi BAT, come PGC-1, in adipociti maturi ottenuti da tessuto adiposo chiaro.

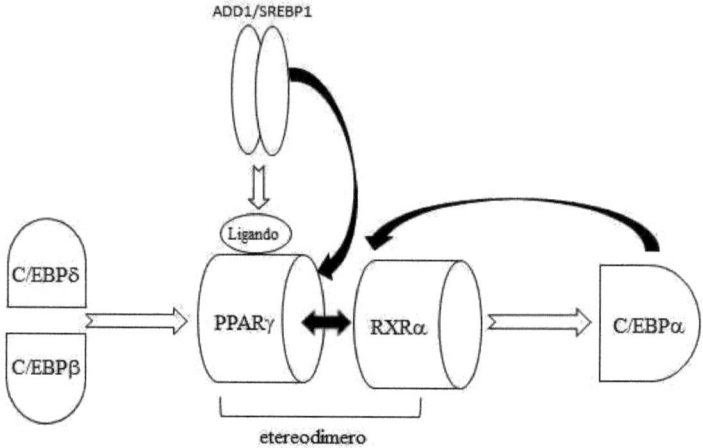

Figura 1.
Il controllo trascrizionale dell'adipogenesi, presuppone l'attivazione di una serie di fattori di trascrizione e costituisce uno dei modelli meglio studiati di differenziazione cellulare. L'espressione di questa cascata di regolatori trascrizionali è innescata a partire dalle proteine della famiglia C/EBP tra cui C/EBPβ e C/EBPδ risultano le prime ad agire. Queste proteine inducono a loro volta l'espressione del fattore di trascrizione cruciale dell'adipogenesi PPARγ, che a sua volta attiva la proteina C/EBPα. C/EBPα re-interagisce con PPARγ per mantenere lo stato di differenziazione adipocitica. La proteina ADD1/SREBP1, può attivare PPARγ sia inducendone l'espressione che stimolando la produzione di un ligando endogeno di PPARγ. ADD1/SREBP1 ha inoltre la capacità di attivare molti geni della lipogenesi

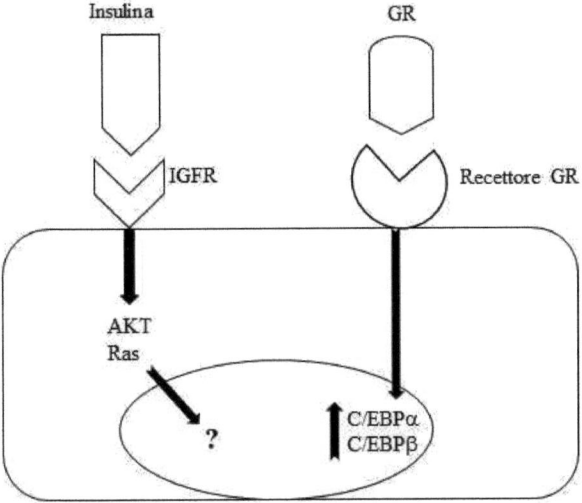

Figura 2.
L'induzione ormonale dell'adipogenesi implica l'attivazione dei recettori per l'IGF-1 sulla membrana del preadipocita da parte di IGF-1 o dosi farmacologiche di insulina. Ciò comporta il trasporto del segnale attraverso circuiti di trasduzione, quali Akt e Ras Che attivano i programmi genici dell'adipogenesi attraverso effettori non ancora identificati. I glucocorticoidi (GR) legano i loro recettori, che agiscono su sequenze specifiche per indurre o reprimere una serie di geni, tra cui C/EBP-β.

23

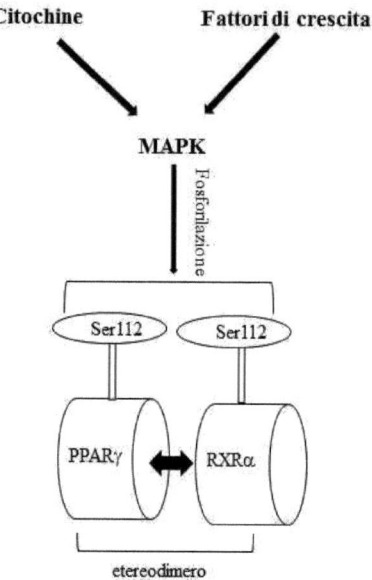

Figura 3.
Gli inibitori dell'adipogenesi comprendono diverse citochine e fattori di
crescita i cui effetti sono mediati, almeno in parte, dall'attivazione della
MAP kinasi. Le MAP-K possono fosforilare PPAR-γ, ed il suo partner
di dimerizzazione RXR, agendo su un residuo di Ser112, inibendo la
differenziazione.

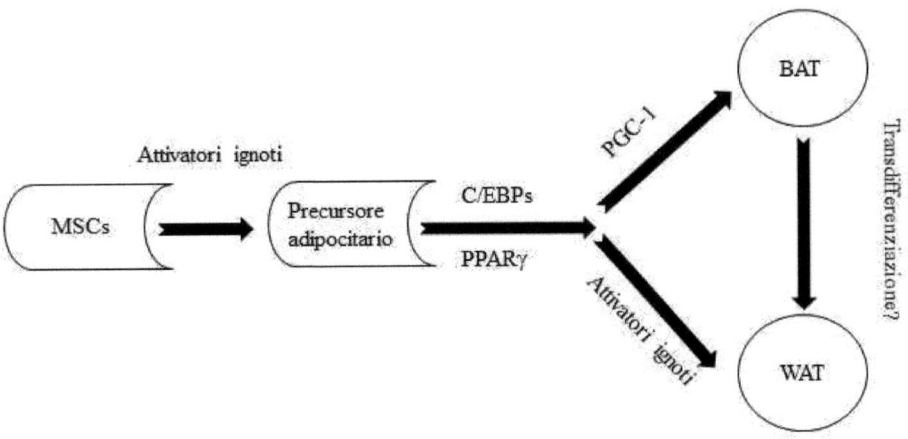

Figura 4.
Gli adipociti del tessuto adiposo chiaro e scuro derivano da precursori cellulari di staminali attraverso l'azione concertata di segnali extracellulari e di fattori di trascrizione intrinseci. Una serie di interrogativi sono legati allo sviluppo del grasso bruno, tra cui l'identità dei fattori specifici che ne promuovono l'adipogenesi, se il grasso bruno (BAT) e quello chiaro (WAT) derivino da precursori cellulari comuni oppure da cellule staminali separate responsabili di generare preadipociti specifici del tessuto bruno e del tessuto chiaro. Non è inoltre noto se cellule di tessuto adiposo chiaro e scuro possano essere transdifferenziate le une nelle altre.

CAPITOLO III

3. L'obesità

L'obesità è una malattia complessa dovuta all'interazione tra fattori genetici, ambientali ed individuali con conseguente alterazione del bilancio energetico ed accumulo eccessivo di tessuto adiposo nell'organismo. Alterazioni nella crescita, nello sviluppo e nelle funzioni di questo tessuto, possono essere causa dell'insorgenza di patologie quali resistenza all'insulina, diabete tipo II, ipertensione e aterosclerosi (91).

I pazienti obesi sono caratterizzati da un accumulo di tessuto adiposo che è il risultato sia di un aumento delle dimensioni degli adipociti sia di un aumento della differenziazione di nuove cellule adipose; quest'ultimo meccanismo è definito *adipogenesi*. Attualmente sono noti solo i regolatori trascrizionali che intervengono nelle fasi finali della differenziazione degli adipociti.

3.1 Tessuto adiposo ed infiammazione

E' stato dimostrato che la concentrazione plasmatica di Interleuchina-6 (IL-6) aumenta nello stato di obesità e in presenza di diabete tipo-II (92-93-94). Esistono correlazioni significative tra livelli circolanti di IL-6, BMI (Body Mass Index) e percentuale di massa grassa ed inoltre dati emersi in questi ultimi anni correlano questa citochina IL-6 con il rischio di insorgenza del diabete tipo-II (95). Questi dati suggeriscono il coinvolgimento dell'IL-6 nel meccanismo che regola l'adipogenesi e l'obesità associata all'insulina-resistenza. Inoltre è stato dimostrato che il tessuto adiposo omentale produce una quantità di IL-6 che è doppia rispetto a quella prodotta dal tessuto adiposo sottocutaneo; ciò potrebbe essere indice di una diversa attività metabolica del grasso viscerale (96). In questi ultimi anni sono stati condotti esperimenti che hanno portato alla scoperta di una stretta associazione tra aumento del peso corporeo ed aumento dei livelli circolanti di proteina C-reativa (CRP) e IL-6 (97); inoltre è stato dimostrato che i livelli plasmatici della CRP si riducono in seguito alla riduzione del peso corporeo (98). Ma ancora oggi non è stato chiarito il meccanismo molecolare che associa l'obesità, l'insulino-resistenza, il diabete II e le patologie cardiovascolari con l'aumento della produzione di CRP (99).

In letteratura sono presenti lavori che mostrano come l'IL-6 stimoli la produzione di CRP dal fegato durante la fase acuta (96-97), agendo attraverso i recettori gp-80 e gp-130. La stimolazione indotta da questa citochina comporta l'attivazione di C/EBP-β e C/EBP-δ (CCAAT/enhancer binding protein); questi sono fattori trascrizionali capaci di legare la regione promotrice del gene della CRP determinando un amplificazione della trascrizione genica. (98-99).

3.2 Marcatori dell'infiammazione: CRP e IL-6

La CRP è stata identificata per la prima volta nel 1935, la sua struttura è stata attentamente studiata ed oggi sappiamo che è costituita da cinque sub-unità identiche aggregate per costituire una unità pentamerica a forma di anello. E' stato dimostrato che la CRP partecipa a diverse funzioni immunoregolatorie. Per esempio è capace di legare differenti patogeni (batteri, funghi, virus) e ne incrementa la loro fagocitosi ed uccisione da parte dei macrofagi e neutrofili (100-101). La CRP è prodotta principalmente dagli epatociti, ma diversi studi hanno dimostrato che questa molecola può essere sintetizzata anche da altre cellule come linfociti (102-103), cellule di Kuppfer (104) e monociti (105). Alcuni studi sembrano dimostrare la capacità della CRP extraepatica di legarsi alla membrana di cellule immunitarie e amplificarne le loro attività immunologiche Come detto sopra la principale sede di sintesi e rilascio della CRP è il fegato. Un rapido incremento della concentrazione plasmatica di questa proteina è una delle caratteristiche della risposta della fase acuta; questa può attivarsi in seguito a infezioni, danni tessutali, crescita neoplastica, disordini immunologici. Molti studi hanno dimostrato che gli eventi scatenanti qui descritti attivano leucociti, fibroblasti, cellule endoteliali che sono implicate nel rilascio di diverse citochine infiammatorie tra le quali ricordiamo la IL-6; questa citochina è direttamente implicata nel processo di produzione della CRP dal fegato durante la fase acuta (96-97). Il meccanismo d'azione prevede chel'IL-6 si leghi a specifici recettori presenti sulla superficie cellulare; tali recettori si compongono di una catena denominata gp80 (o IL-6R) e di 2 catene denominate gp130. Il legame "ad alta affinità" dell'IL-6 con le 3 componenti del recettore induce la traduzione del segnale e l'attivazione dei segnali intracellulari (106). Sia gp80 che gp130 sulla superficie di membrana possono generare per "shedding" (cioè per la perdita sia della porzione transmembrana che di quella intra-citoplasmatica del recettore) i recettori "solubili" (cioè circolanti nel sangue). Dal gp80 si ottiene sIL-6R e dal gp130 si ottiene l'sgp130 (107). L'sIL-6R è un recettore circolante "agonista" dell'IL-6 nel senso che legandosi a quest'ultima raggiunge le cellule bersaglio che non esprimono il gp-80 sulla loro superficie attivandole, cioè trasducendo il segnale (108).

L'sgp130 è invece un recettore circolante "antagonista" dell'IL-6 nel senso che legandosi al complesso binario IL-6/sIL-6R impedisce che quest'ultimo si leghi alle cellule bersaglio ed esplichi i suoi effetti (109). Questi studi però sono stati condotti su ratti e su colture cellulari *in vitro* usando cellule di epatoma. L'espressione di CRP in colture cellulari di epatoma è sotto differente controllo rispetto a linee cellulari di origine differente (17). Attualmente studi diretti sugli effetti delle singole citochine (o su combinazioni di esse) sulla produzione di CRP da parte di epatociti umani sono ancora molto limitati.

Pertanto la visione attuale dell'adipocita è radicalmente cambiata. Oggi sappiamo che questa cellula non è solo un deposito per lo stoccaggio di molecole ad elevato contenuto energetico, ma costituisce un importante integratore della regolazione di programmi metabolici e un elemento centrale nell'inquadramento patogenetico di quella definita per la prima volta nel 1988 come "Sindrome Metabolica". Tale sindrome, nota come fattore di rischio per le malattie cardiovascolari, è costituita da una serie di alterazioni antropometriche e biochimiche, tra cui uno stato pro infiammatorio caratterizzato da elevati livelli di CRP e citochine infiammatorie correlate all'obesità.

CAPITOLO IV

4. Obiettivi e Tecniche utilizzate

Lo studio è stato eseguito nel dipartimento di Medicina Clinica e Sperimentale dell'Università degli Studi di Napoli "Federico II" Facoltà di Medicina e Chirurgia, dopo l'approvazione del comitato etico locale e con il consenso ottenuto dai pazienti.

Nel primo step di esperimenti abbiamo selezionato 13 pazienti di cui 3 sottoposti ad interventi di chirurgia estetica, non infiammati, dai quali abbiamo ottenuto il tessuto adiposo sottocutaneo normale (SN), ed altri 10 soggetti, infiammati, dai quali abbiamo ricavato i depositi adiposi sottocutanei patologici (SP) e omentali patologici (OP).

Nella seconda fase della ricerca abbiamo arruolato altri 32 soggetti: Un gruppo di 20 soggetti è stato suddiviso in due sottogruppi sulla base di una valutazione preliminare dei livelli circolanti della CRP (Assumendo un cut-off livello di 3 mg/L): 1) 8 soggetti normali sani, senza alcun sintomo clinico o segno di infiammazione, che sono stati sottoposti a chirurgia plastica; 2) 12 pazienti con malattie infiammatorie croniche che hanno subito interventi chirurgici elettivi dei quali 6 per protesi articolari, come trattamento di Coxartrosi, e 6 pazienti operati per cancro del colon-retto.

Al fine di valutare quale fenotipo cellulare (adipocita e/o cellule stromali), sia coinvolto nella risposta infiammatoria, abbiamo successivamente arruolati, sulla stessa valutazione di concentrazione di CRP, un secondo gruppo di 12 soggetti che sono stati a loro volta suddivisi in due sottogruppi: a) 6 soggetti sani, non infiammati, (4 sottoposti ad intervento di colecistectomia con laparoscopia e 2 sottoposti ad intervento di ernia inguinale). Per evitare un possibile effetto sull' infiammazione esercitato dalla condizione di obesità o soprappeso, dei nostri pazienti, i soggetti sani di controllo sono stati organizzati in base al BMI (Tabella 2). Sono stati esclusi dallo studio pazienti con patologie sistemiche (vasculite, artrite reumatoide, osteoartrite e

30

malattia polmonare infiammatoria). Inoltre prima della definitiva iscrizione, abbiamo escluso la presenza di qualsiasi malattia immunologica, neoplasie maligne (nel gruppo sani). Tutti i soggetti arruolati hanno fornito un consenso informato e scritto al comitato etico del nostro Ospedale che ha approvato lo studio.

Sono stati raccolti campioni di sangue, prima degli interventi chirurgici, da tutti i soggetti studiati in modo da ottenere i livelli sierici di CRP e IL-6. I sieri sono stati immagazzinati a -80°C in attesa di eseguire i test.

Biopsie di tessuto adiposo sottocutaneo e omentale, sono state ottenute durante gli interventi da tutti i pazienti arruolati nel nostro studio; dopo il prelievo, per eliminare la contaminazione dovuta alla presenza di tessuto detritico, il materiale bioptico è stato lavato due volte con soluzione sterile 0,9% di NaCl; quindi i campioni sono stati immediatamente congelati in azoto liquido e conservati a -80°C.

I livelli circolanti di CRP sono stati determinati su aliquote di siero mediante dosaggio ELISA ad elevata sensibilità (Bender MedSystems GmbH, Vienna, Austria) Il più basso limite di rilevazione è stato 3pmoli/ml, mentre la variazione del coefficiente di entrambi inter e intra test è stata del 6,9%. Le concentrazioni di IL-6 sono state determinate su aliquote di campioni mediante tecnica ELISA, utilizzando un kit disponibile in commercio (Quantikine, R&D Systems, Minneapolis, MN). Il limite inferiore di rilevamento di IL-6 test era <0,70 pmoli /ml e la variazione del coefficiente di entrambi inter e intra test è stata <5%. Tutti i campioni sono stati analizzati in duplicato.

4.1 Identificazione dei primers

Dalla GeneBank (www.ncbi.nlm.nih.gov) abbiamo ricavato le sequenze genomiche corrispondenti ai geni della CRP, gp80, gp130 e IL-6 al fine di identificare le sequenze dei primers specifici per ciascun gene non ancora riportati in letteratura (Tabella 2); mentre per il gene della β-Actina (nostro controllo positivo) abbiamo utilizzato sequenze già presenti in letteratura. Le sequenze esoniche sono state analizzate mediante i programmi di analisi del DNA "DNA strider" e "GeneJockey", in modo da disegnare, per tutti i geni oggetto del nostro studio, una coppia di primers, senso e antisenso, capaci di generare, attraverso Polymerase Chain Raction (PCR), frammenti amplificati di lunghezza compresa tra le 150-700bp. Le coppie di primers devono avere una lunghezza compresa tra le 18 e 22 basi e temperature di annealing comprese tra i 55-62°C. Al fine di prevenire contaminazioni da parte del DNA genomico durante l'amplificazione, i primers senso e antisenso, sono stati scelti in maniera tale da contenere almeno un introne.

Abbiamo confrontato, su RNA derivati da una serie di linee cellulari presenti in laboratorio, l'espressione, per Northen blotting e per RT-PCR, relativa a ciascuno dei geni studiati al fine di testare i primers da noi selezionati, ridisegnandoli quando non producevano risultati sovrapponibili con entrambe le metodiche (dati non mostrati).

4.2 Estrazione dell` RNA totale dal tessuto adiposo

I campioni, ancora congelati, sono omogenizzati con aggiunta di azoto liquido e, successivamente, trattati con una soluzione di guanidina isotiocianato 4M (guanidina 4.2 M, sarkosil 0.5 %, sodio citrato 25 mM, β mercaptoetanolo 0.9%) per l'estrazione dell'RNA. I tessuti lisati sono trasferiti in tubi di polipropilene in aliquote di 5 ml alle quali sono aggiunti 0.5 ml di sodio acetato 2M, 5 ml di fenolo saturato con acqua e 1 ml di cloroformio alcool isoamilico 49:1. Si agitano le provette a mano e poi per 1-2 min. su vortex alla massima velocità e si pongono in ghiaccio per 30 min. Si centrifuga a 7500 rpm per 40 min a +4°C e si trasferisce la fase acquosa in nuovi tubi. E' quindi aggiunto un ugual volume di isopropanolo e si lascia precipitare il campione tutta la notte a –20°C. Si centrifuga il campione a 7500 rpm per 40 min a +4°C, si rimuove l'isopropanolo e si risospende il precipitato con guanidina isotiocianato e isopropanolo. Si lascia precipitare per circa 1h, si ricentrifuga e si risospende il precipitato in etanolo al 75%. Si centrifuga ancora e si risospendo l'RNA in acqua bidistillata. Un aliquota è usata per la lettura spettrofotometrica, e circa 2µg vengono analizzati mediante corsa elettroforetica su gel all'1,2% di agarosio, per testare la qualità dell'RNA. Infine il campione viene conservato a – 20°C in 0.1 volumi di sodio acetato 3M e 2,5 volumi di etanolo assoluto.

4.3 Retrotrascrizione e Reazione a catena della polimerasi (RT-PCR)

Questa tecnica consta di due fasi, ciascuna caratterizzata da un enzima, la retrotrascrizione e l'amplificazione.

a) Retrotrascrizione

Questa fase consiste nella trascrizione di molecole di RNA messaggero per la produzione di molecole di cDNA, ad opera dell'enzima virale "Reverse Transcriptasi".

Aliquote di circa 4µg di RNA totale sono state sottoposte a retrotrascrizione per 1h a 37°C mediante l'utilizzo del kit "Ready-to go You-Primer First-Strand Beads" (cod. 27-9264-01 Amersharm Pharmacia biotech), contenente in una biglia liofilizzata sia l'enzima che i nucleotidi, in una miscela di reazione alla quale vengono aggiunti 0.5µg di Oligo-dT primer.

b) Amplificazione

Questa tecnica permette l'amplificazione di piccole regioni di DNA copia (cDNA) delimitate da due sequenze specifiche (primers), utilizzate come innesco, ricavate dall'analisi delle sequenze genomiche dei geni da testare. L'amplificazione prevede l'utilizzo di un altro enzima detto "Taq polimerasi" (estratto dal batterio *Thermophilus acquaticus*) che consente il vantaggio di essere attivo ad alte temperature e l'automatizzazione del processo.

L'amplificazione si realizza attraverso il kit "Ready to go PCR beads"(cod. 27-9555-01), anch'esso contenente in una biglia liofilizzata sia l'enzima che i nucleotidi, in una miscela di reazione alla quale vengono aggiunti 4 µL di cDNA e 20 pmoli di ciascun primer specifico per i geni HOX. L'amplificazione prevede le seguenti fasi:

33

- Step 1

  -Denaturazione a 94°C per 5min.

- Step 2

  -Denaturazione a 94°C per 1 min.

  -Annealing per 1 min alla temperatura appropriata per

  ciascuna coppia di primers (da 55 a 62°C).

  -Polimerizzazione per 1 min. a 72°C

Lo step 2 è ripetuto per 30-35 cicli a seconda del gene studiato ed è totalmente automatizzato.

Ciascun gene specifico è stato coamplificato con il gene umano della β-actina, come controllo interno, utilizzando le due coppie di primers insieme nella stessa miscela di reazione. Sono state scelte due diverse coppie di primers per la β-actina per avere frammenti amplificati di diverso peso molecolare (149bp e 433bp) da utilizzare alternativamente per la coamplificazione.

Elettroforesi su gel di agarosio.

I frammenti amplificati sono stati analizzati mediante corsa elettroforetica su gel alla concentrazione 1,2% di agarosio, preparato in tampone TBE 1X (89mM Tris-Base, 89mM Ac. Borico, 2mM EDTA Ph 8.0) e in presenza di traccie di etidio bromuro (1mg/L).

La corsa elettroforetica viene effettuata in tampone TBE 1X per circa 1h ad un voltaggio di 100V. La dimensione dei frammenti risultanti è stata determinata utilizzando, come riferimento, la corsa elettroforetica in parallelo di uno standard di peso molecolare commerciale (Amersham cod.27-4044-01). Al termine della migrazione il gel viene osservato al transilluminatore e fotografato con camera Polaroid. Le immagini sono assunte, al computer, mediante scannerizzazione.

Il programma "PhotoShop 7.0", da noi utilizzato per l'acquisizione delle foto, consente di invertire le immagini per migliorare la risoluzione delle bande.

4.4 Isolamento degli adipociti e cellule stromali da frammenti di tessuto adiposo

I campioni di tessuto adiposo prelevato dai nostri pazienti sono stati mantenuti a 37°C, in soluzione sterile 0,9% NaCl, contenente 5,6 mM di glucosio e 25 mM Hepes tampone con pH regolato al 7,4, 50 U penicillina/ml e 50 mg di streptomicina/ml di.

I frammenti di tessuto adiposo sono stati sminuzzati in condizioni sterili e digeriti in soluzione Krebs Ringer addizionata con tampone bicarbonato 5,6 mM di glucosio, 50 U penicillina/ml 50mg di streptomicina/ml e 17mg di Collagenasi Tipo I (Worthington Biochemical Corporation, Lakewood NJ) aggiunta per ogni 10gr di tessuto adiposo. La digestione è stata condotta per 75 minuti alla temperatura di 37°C. Le cellule isolate sono state filtrate attraverso un unico strato di Chiffon; il prodotto filtrato è stato messo per 24 ore in incubatore a CO2 a 37°C. Successivamente e` stato centrifugato per 10 minuti a 800xg raccolto poi gli adipociti stratificati in superficie e la frazione stromale sul fondo.

Le cellule stromali e gli adipociti sono stati trattati con soluzione Trizole per preparare gli omogenati cellulari da sottoporre al processo di estrazione di RNA totale.

La procedura prevede l'aggiunta di 0,5 ml Trizol reagente (GIBCO BRL, Stati Uniti d'America). Ogni omogenato è stato trasferito in un altro tubo da 0,5cc ed abbiamo aggiunto 0,1cc di cloroformio poi abbiamo centrifugato a 13000xg per 10 minuti, ottenendo una separazione della soluzione con il sovranatante chiaro, contenente l'RNA totale; questa parte è stata prelevata e posta in un altro tubo da 0,5cc; si è effettuata la precipitazione dell'RNA mediante aggiunta di 200micro/l di alcol isopropilico. Dopo 24 ore si e` ricentrifugato e raccolto il pellet sul fondo da destinare al processo di analisi quantitativa dell'espressione genica. La quantizzazione dell'RNA è stata valutata misurando l'assorbanza a 260nm e il calcolo del rapporto di assorbanza a 260nm a 280nm, utilizzando uno spettrofotometro UV (DU - 800 Spettrofotometro, Beckman Instruments, USA).

4.5 RealTime-PCR (QRT-PCR)

L'analisi quantitativa dell'espressione dei geni IL-6, CRP, gp80 e gp130 è stata effettuata sul tessuto adiposo e sui lisati cellulari (sia adipociti e sia cellule stromali) utilizzando la tecnica RealTime-PCR (ABI prisma 7500 prodotta dall'Applied Biosystem)

Per l'analisi sono stati utilizzati 5micro/l di cDNA prodotto mediante retrotrascrizione come descritto precedentemente. La miscela di reazione inoltre prevede l'utilizzo della soluzione specifica 1X Taqman Universal Master Mix e l'aggiunta della coppia di primers e di un prob, specifici per ogni gene studiato come previsto dal principio del metodo. Primers e prob sono stati acquistati dall'Applied Byosistem.

4.6 Immunoprecipitazione

Gli adipociti studiati e le cellule stromali sono stati estratti da entrambi i tessuti adiposi, omentale e sottocutaneo. I Frammenti di tessuto sono stati lavati due volte con la soluzione salina ghiacciata e lisati con tampone RIPA (1mM Phenylmethylsulphonylfluoride [PMSF], 5mM EDTA, 1mM sodio ortovanadiato, 150 mM Cloruro di sodio, 8 µ g / ml, leupeptina, 1,5% Nonidet P - 40, 20 mM di tris - HCl, il pH 7.4) per 30 minuti i ghiaccio. Il lisato è stato centrifugato a 10000xg per 5 minuti a 4°C. Il sovranatante è stato raccolto e conservato a -80°C in attesa di essere utilizzato.

Per l'immunoprecipitazione abbiamo utilizzato 200µg di proteine del sovranatante utilizzando la proteina G immunoprecipitation Kit (Sigma, Milano, Italia).

Le proteine sono state prima incubate con 2,5µg di anticorpo monoclonale per CRP per 24ore su piattaforma oscillante a 4°C, e poi con le proteine G sefarosio per 3 ore a 4°C.

Le proteine immunoprecipitate sono state eluite nella prova tampone (2 beta-mercaptoethanol, 10% SDS, 10% di glicerina, 0.5M Tris-HCl, il pH 6,8, 0,05% blu-bromofenolo), bollito e separati da elettroforesi su un Gel di poliacrilammide 10%. Le proteine nel gel sono state poi elettrotrasferite su membrana di nitrocellulosa (HybondTM C, Amersham, Regno Unito). La membrana è stata incubata per 24ore a temperatura ambiente (RT), con il 2% di albumina bovina sierica, PBS contenente 0,1% Tween-20 (TBS), e Incubata con l'anticorpo monoclonale CRP (1:400) (Santa Cruz Biotechnology, Santa Cruz, CA) per 2 ore a RT, lavata e incubata con Horse Radish. Il sistema ECL è stato utilizzato per la rilevazione.

Capitolo V

5.Considerazione dei risultati

Dati demografici, antropometrici e biochimici di tutti i soggetti arruolati sono riportati nelle tabelle 1 e 2.

Nessuna differenza significativa è stata osservata in genere, età, peso corporeo, di indice massa corporea, circonferenza vita e rapporto vita/fianchi tra i due gruppi, infiammati e non. Al contrario i valori plasmatici di CRP e IL6 erano più elevati nei pazienti con malattia cronica infiammatoria rispetto ai soggetti sani ($p < 0,01$, tabella 2).

Abbiamo valutato l'espressione dei geni CRP, IL6, gp80 e gp130 in tutti i depositi di tessuto adiposo (omentale e sottocutaneo) prelevati da pazienti infiammati e dai soggetti sani controllo. Abbiamo applicato la metodica RealTime-PCR (QRT-PCR); i risultati ottenuti mostrano chiaramente l'espressione di tutti i marcatori analizzati in tutti i campioni sottoposti al nostro studio (Fig. 1a-b, Fig. 2a-b). L'analisi quantitativa dell'espressione genica ottenuta mediante QRT-PCR, condotta in tutti i depositi di tessuto adiposo analizzati, mostra una chiara differenza di espressione di tutti i geni studiati quando confrontiamo il tessuto sottocutaneo ed omentale di pazienti infiammati rispetto ai soggetti sani (Fig. 3). La figura 4 mostra il diverso grado di espressione genica della CRP in adipociti e cellule stromali ottenute dai frammenti di tessuto adiposo omentale e sottocutaneo prelevati dai pazienti infiammati e dai soggetti sani. E` stata osservata una differenza nel gradi di espressione della CRP in adipociti ottenuti da frammenti di tessuto adiposo sottocutaneo, rispetto alle cellule ottenute da tessuto adiposo omentale, nei soggetti infiammati e non infiammati. Il processo infiammatorio sembra provocare un ulteriore aumento dell'espressione del gene CRP in entrambi i distretti con una predominanza della produzione da parte del tessuto adiposo omentale. Mentre valutando l'espressione della Proteina C-reattiva in adipociti vs. cellule stromali (rappresentano la frazione del tessuto adiposo separato

38

dalla frazione adipocitaria) non emergono significative differenze (Fig. 5). Infine, studi di immunoprecipitazione confermano la presenza della CRP in adipociti sottocutanei, omentali e nello stroma cellulare (Fig. 6)

Campione	Sex	Età	Peso (Kg)	Alt.(m)	BMI	Media BMI	Dev.St.
S1	F	75	69	1,65	25,344		
S2	M	44	80	1,74	26,424		
S3	F	70	75	1,55	31,217		
S4	F	76	69	1,65	25,344		
S5	F	42	82	1,75	26,766	27,021	2,431
O1	F	40	100	1,70	34,602		
O2	M	34	85	1,80	26,235		
O3	M	47	79	1,68	27,990		
O4	F	55	81	1,60	31,641		
O5	F	59	90	1,62	34,294	30,952	3,741
SN1	M	42	80	1,83	23,888		
SN2	M	21	72	1,78	22,724		
SN3	M	26	75	1,79	23,408	23,340	0,584

Table 1.
Caratteristiche demografiche e antropometriche di tutti i soggetti studiati (n=13)

	Non infiammati	Infiammati	
n.	14	18	
Sesso M/F	7/7	10/8	
Età	43.7±4.0 (36-50)	41.9±3.9 (33-48)	n.s.
Peso, Kg	73,9 ± 11.0 (61.0-88.0)	79.5 ± 11.3 (62.0-91.0)	n.s.
Body Mass Index, Kg/m2	25.9±1.9 (24.0–28.2)	26.1±1.3 (23.8-29.0)	n.s.
Circonferenza vita(cm)	91.8±4.9 (83–102)	91.3±5.9 (78-103)	n.s.
C-reactive protein, mg/L	2.180±0.540 (1.6–0.3)	7.260±3.267 (4.1-14.6)	p<0.01
IL-6, pg/ml	2.85±1.35 (1.6–5.6)	37.06±10.82 (18.8-54.6)	p<0.01

Table 2.
Caratteristiche demografiche e antropometriche di tutti i soggetti studiati (n=32)

Primers	Senso	Antisenso
CRP	TTT CTT CGT CTT GAC CAG CC	TTCTTCAGACTCTTCCTCACCC
gp80	CATTGCCATTGTTCTGAGGTT	AGTAGTCTGTATTGCTGATGT
gp130	CATGCTTTGGGTGGAATGGAC	CATCAACAGGAAGTTGGTCCC
IL-6	ATGTAGCCGCCCCACACAGA	GCATCCATCTTTTTCAGCCATC
β-actina	CACCATGGATGATGATATCG	TGGATAGCAACGTACATGG

Taella 3.
Sequenze degli oligonucleotidi disegnati per questo studio

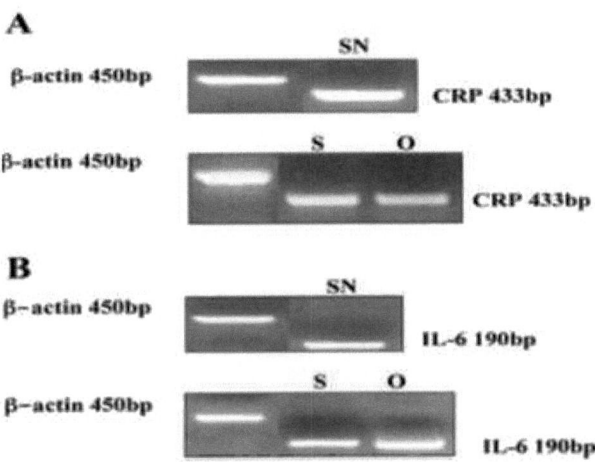

Figura 1. Proteina C-reattiva (A) Interleuchina-6 (B) espressione genica mediante RT-PCR in frammenti di tessuto adipose chiaro (WAT), prelevati da pazienti non infiammati (sottocutaneo normale, SN, (A) e (B) striscia foto in alto. Pazienti infiammati (sottocutaneo, S e omentale, O, (A) e (B) striscia foto in basso). Riportiamo anche il gene della beta-actina come housekeeping. Ogni figura è rappresentativa di cinque esperimenti.

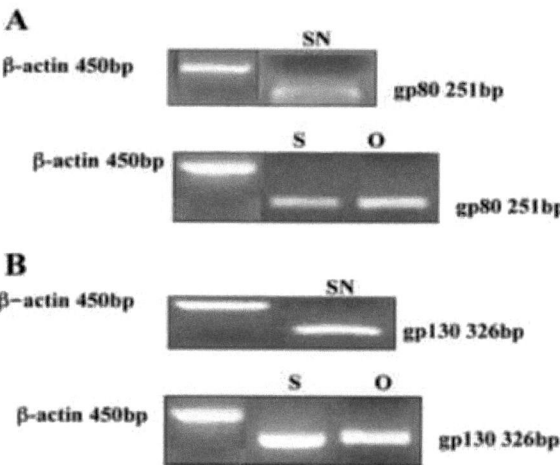

Figura 2.
espressione genica mediante RT-PCR dei recettori gp80 (A) e gp130(B) in frammenti di tessuto adipose chiaro (WAT), isolati da pazienti non infiammati (sottocutaneo normale, SN, (A) e (B) striscia foto in alto. Pazienti infiammati (sottocutaneo, S e omentale, O, (A) e (B) striscia foto in basso). Riportiamo anche il gene della beta-actina come housekeeping. Ogni figura è rappresentativa di cinque esperimenti

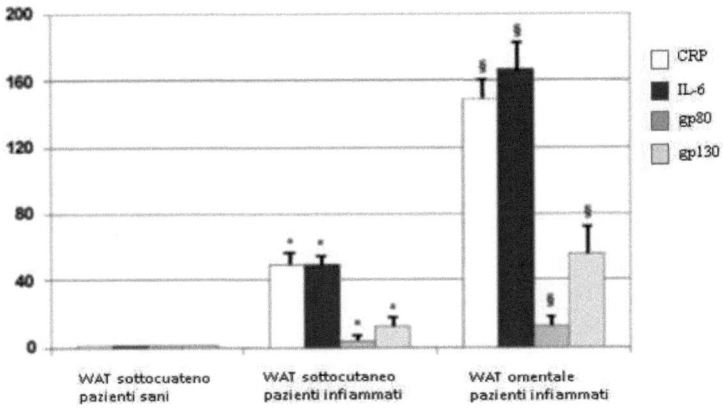

Figura 3.
Espressione genica della proteina C-reattiva (CRP), IL-6, gp80 and gp130 nei diversi depositi di tessuto adiposo, mediante RealTime-PCR.Le colonne mostrano la espressione *relativa* della quantità di mRNA (di CRP, IL-6, gp80 and gp130, rispettivamente) nel tessuto adiposo sottocutaneo dei soggetti sani posti a confronto con i frammenti sottocutanei ed omentali prelevati da pazienti infiammati.

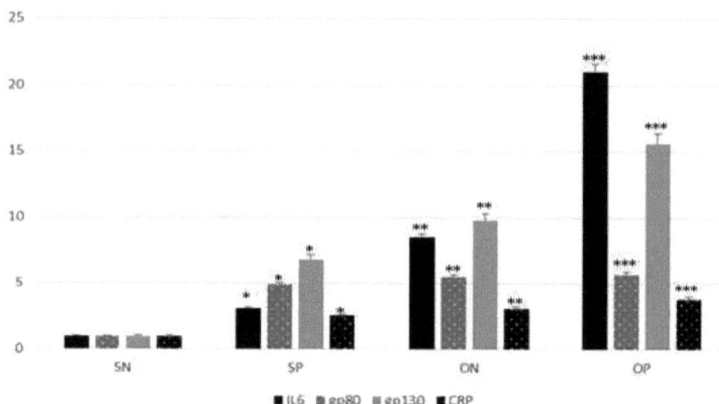

Figura 4.
Espressione genica della proteina C-reattiva (CRP), IL-6, gp80 and gp130 in adipociti umani mediante RealTime-PCR. SN: Adipociti sottocutanei pazienti non infiammati, SP: Adipociti sottocutanei pazienti infiammati, ON: Adipociti omentali pazienti non infiammati, OP: Adipociti omentali pazienti infiammati.

46

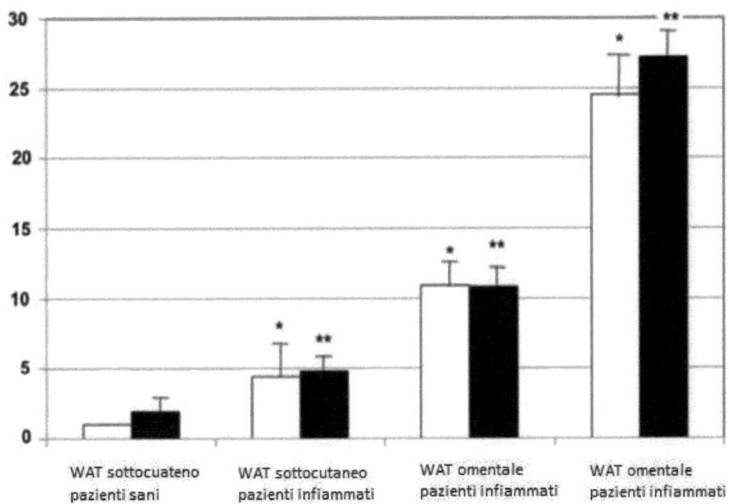

Figura 5.
Espressione genica della proteina C-reattiva studiata mediante analisi di RealTime-PCR, condotta in adipociti (barra scura) e cellule stromali (barra chiara) ottenute da frammenti di tessuto adiposo sottocutaneo e omentale, prelevati da pazienti infiammati e non infiammati.

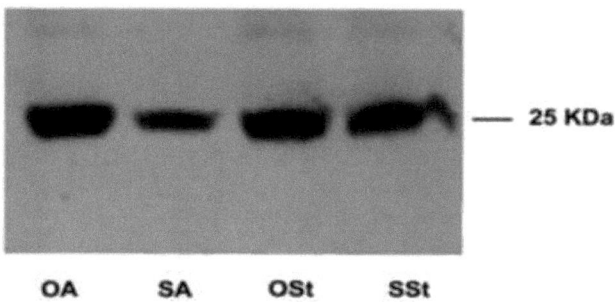

25 KDa

OA   SA   OSt   SSt

Figure 6.
Espressione proteica della CRP in adipociti (A) sottocutanei (S) e omentali (O) e cellule stremali
(St). La metodica utilizzata è stata l'immunoprecipitazione come descritta nei materiali e metodi.
Non sono state registrate differenze significative tra adipociti e stroma cellulare. L'immagine è
rappresentativa di cinque esperimenti.

Capitolo VI

6.Conclusioni

I nostri risultati dimostrano chiaramente che i frammenti di tessuto adiposo, sottocutanei e omentali, prelevati da pazienti non infiammati e infiammati, indicano una chiara espressione di CRP, IL-6, gp80 e gp130. Quando abbiamo valutato l'espressione quantitativa dei geni studiati (mediante RealTime-PCR), abbiamo notato una maggiore produzione nei depositi prelevati da pazienti infiammati rispetto ai controlli.

Le caratteristiche metaboliche e fisiologiche del tessuto adiposo sono sito-specifiche. Esistono diversi lavori che confermano la diversità anche dal punto di vista dell'espressione genica. Il tessuto adiposo codifica proteine molto importanti (110-111). Fritte e collaboratori (112) hanno dimostrato che frammenti di tessuto adiposo incubati producono una quantità di IL-6 circa sette volte più elevata rispetto ai frammenti sottocutanei. Queste osservazioni sono in linea con i nostri risultati e ci permettono di suggerire un diverso grado di attivazione genica sito-specifica (sottocutaneo e omentale), durante l'infiammazione sistemica.

I nostri dati confermano in parte i risultati di Anty (113), che hanno dimostrato una maggiore espressione del gene CRP nel tessuto adiposo sottocutaneo di soggetti obesi (con più alti livelli di CRP circolanti), rispetto ai soggetti sani di controllo; l'autore, tuttavia, non ha trovato una differenza statisticamente significativa nell'espressione genica di CRP nel tessuto adiposo viscerale contro tessuto adiposo sottocutaneo (l'espressione genica di CRP nel tessuto adiposo viscerale è stata, tuttavia, quattro volte maggiore del sottocutaneo).

Quale tipo di cellule presenti nel tessuto adiposo è addetto alla produzione di IL-6 e CRP è ancora oggetto di discussione. E' stato ipotizzato che i macrofagi infiltranti nel tessuto adiposo, rappresentino il principale sito di sintesi e rilascio di citochine (114).

Viceversa, secondo Fried (112) e Wisse (115) la stessa quantità di IL-6 è prodotta da adipociti, macrofagi e cellule stromali vascolari.

I nostri risultati hanno chiaramente dimostrato una maggiore espressione di CRP nelle cellule ottenute da frammenti di tessuto adiposo omentale rispetto ai frammenti sottocutanei, con valori più elevati in pazienti infiammati rispetto ai pazienti non infiammati. Al contrario, nessuna differenza è stata evidenziata tra adipociti e cellule stromali (Fig. 4). Anty (113), che ha valutato l'espressione del gene CRP solo in cellule ottenute dal tessuto adiposo sottocutaneo, ha osservato una maggiore espressione genica nelle cellule stromali rispetto agli adipociti. La discrepanza tra i nostri risultati e quelli di Anty potrebbe essere spiegata dalla diversità dei soggetti reclutati per l'esecuzione dello studio: i soggetti arruolati da Anty infatti, sono gravemente obesi (BMI intervallo: 42-47), ed è ben noto che, in una maggiore obesità, l'infiltrazione dei macrofagi nel tessuto adiposo è elevata contribuendo a determinare una grave condizione infiammatoria.

Infine con la tecnica dell'immunoprecipitazione, abbiamo dimostrato la presenza della CRP sia negli adipociti che in cellule stromali ottenute dai frammenti rispettivamente di tessuto adiposo omentale e sottocutaneo. Il confronto tra l'espressione proteica della CRP in entrambe le popolazioni cellulari non ha evidenziato differenze significative (Fig. 5).

Un ulteriore risultato emerso da questo studio è relativo alla presenza dei geni studiati (IL-6, CRP, gp80 e gp130), questi risultano essere sempre espressi in tutti i depositi analizzati, con una maggiore espressione nei campioni di tessuto adiposo prelevati da pazienti infiammati rispetto ai soggetti controllo.

Inoltre, nei pazienti infiammati, l'espressione genica nel tessuto omentale è maggiore rispetto al tessuto sottocutaneo. Analogo risultato è stato ottenuto anche nei soggetti sani.

I risultati del presente studio suggeriscono quindi che, nel tessuto adiposo, come nel fegato, la sintesi della CRP è modulata dall'IL-6, in seguito al legame di questa citochina con il suo specifico sistema recettoriale di membrana costituito dal gp80 (o IL-6R) e le due catene gp130.

Nel loro insieme, i nostri risultati dimostrano che i pazienti infiammati presentano una crescente espressione dei geni CRP, IL-6, gp80 e gp130 nel tessuto adiposo sottocutaneo e, in particolare, nel tessuto adiposo omentale, rispetto ai campioni di tessuto adiposo sottocutaneo e omentale dei soggetti non infiammati. L'incremento dei livelli circolanti di IL-6 ed altre citochine infiammatorie, in questi pazienti, può indurre un ulteriore incremento della sintesi genica nel tessuto adiposo delle suddette molecole con conseguente rilascio di IL-6 e CRP in circolo. Questa ipotesi è fortemente sostenuta dai risultati recentemente ottenuti da Calabrò (116), che ha dimostrato l'esistenza di una modulazione positiva indotta da IL-6 nei confronti della CRP in colture di adipociti umani. Inoltre, gli autori, hanno dimostrato che il trattamento con diversi anti-infiammatori, come l'aspirina, troglitazone e fluvastatina, induce una riduzione di CRP negli adipociti. Questi dati potrebbero in parte spiegare gli effetti benefici dei farmaci selezionati (in particolare statine) nel ridurre i livelli circolanti di CRP (117). I nostri risultati, quindi, possono suggerire nuove prospettive per la riduzione del rischio cardiovascolare, in particolare nei soggetti obesi e infiammati.

In conclusione, il tessuto adiposo sembra essere profondamente coinvolto nel processo dell'infiammazione sistemica, attraverso il meccanismo d'azione innescato dall'IL-6 che attraverso i suoi recettori (gp80 e gp130) modula la sintesi ed il rilascio della CRP. Pertanto, i nostri dati suggeriscono un nuovo potenziale d'azione del tessuto adiposo come organo infiammatorio e di rafforzare il suo ruolo nella risposta infiammatoria indotta da patologie croniche sistemiche.

Bibliografia

1 Must A, Spadano J, Coakley EH, Field AE, Colditz G, Dietz WH. 1999. The disease burden associated with overweight and obesity. JAMA 282:1523–29

2. Alessi MC, Peiretti F, Morange P, Henry M, Nalbone G, Juhan-Vague I. 1997. Production of plasminogen activator 1 by human adipose tissue: possible link between visceral fat accumulation and vascular disease. Dia-betes 46:860–67

3 Choy LN, Rosen BS, Spiegelman BM. 1992. Adipsin and an endogenous pathway of com-plement
from adipose cells. J. Biol. Chem. 267:12736–41

4 Hotamisligil GS, Arner P, Caro JF, Atkinson RL, Spiegelman BM. 1995. Increased adipose tissue expression of tumor necrosi factor-alpha in human obesity and insulin resis-tance. J. Clin. Invest. 95:2409–15

5 Lefebvre A-M, Laville M, Vega N, Riou JP, van Gaal L, et al. 1998. Depot-specific dif-ferences in adipose tissue gene expression in lean and obese subjects. Diabetes 47:98–103

6 Friedman JM, Halaas JL. 1998. Leptin and the regulation of body weight in mammals. Na-ture 395:763–70

7 Rosen ED, Spiegelman BM. 1999. Tumor necrosis factor-alpha as a mediator of the insulin resistance of obesity. Curr. Opin. Endocrinol. 6:170–76

8 Lowell BB, Flier JS. 1997. Brown adipose tissue,Beta 3-adrenergic receptors, and obesity. Annu. Rev. Med. 48:307–16

9 Garlid KD, Jaburek M, Jezek P. 1998. The mechanism of proton transport mediated by mitochondrial uncoupling proteins. FEBS Letts. 438:10–14

10 Prins JB, O'Rahilly S. 1997. Regulation of adipose cell number in man. Clin. Sci. 92:3–11

11 Netter FH. 1989. Atlas of Human Anatomy. Summit, NJ: Ciba-Geigy Newell-Price J, Trainer P, Besser M, Grossman A. The diagnosis and differential di-agnosis of Cushing's syndrome and pseudo-Cushing's states. Endocrin. Rev. 19:647–72

12 Shillabeer G, Forden JM, Lau DC. W. 1989. Induction of preadipocyte differentiation by mature fat cells in the rat. J. Clin. Invest. 84:381–87

13 Wassermann F. 1926. The fat organs of man: development, structure, and systematic place of the so-called adipose tissue. Z. Zellforsch. Mikroskop. Anat. Abt. Histochem. 3:325

14 Wright JT, Hausman GJ. 1990. Monoclonal antibodies against cell surface antigens ex-pressed during porcine adipocyte differenti-ation. Int. J. Obes. 14:395–409

15 Taylor SM, Jones PA. 1979. Multiple new phe-notypes induced in 10T1/2 and 3T3 cells treated with 5-azacytidine. Cell 17:771–79

16 Green H, Kehinde O. 1974. Sublines of mouse 3T3 cells that accumulate lipid. Cell 1:113–16

17 Green H, Kehinde O. 1975. An established cell line and its differentiation in culture II. Factors affecting adipose conversion. Cell 5:19–27

18 Green H, Kehinde O. 1976. Spontaneous heritable changes leading to increased adipose conversion in 3T3 cells. Cell 7:105–13

19 Morrison RF, Farmer SR. 1999. Role of PPAR in regulating a cascade expression of cyclin-dependent kinase inhibitors, p18(INK4c), and p21(Waf1/Cip1), during adipogenesis. J. Biol. Chem. 274:17088–97

20 Shao D, Lazar MA. 1997. Peroxisome proliferator activated receptor gamma, CCAAT/enhancer-binding protein alpha, and cell cycle status regulate the commitment to adipocyte differentiation. J. Biol. Chem. 272:21473–78

21 Altiok S, Xu M, Spiegelman BM. 1997. PPAR induces cell cycle withdrawal: inhibition of E2F/DP DNA-binding activity via down-regulation of PP2A. Genes Dev. 11:1987–98

22 Chen PL, Riley DJ, Chen Y, Lee WH. 1996. Retinoblastoma protein positively regulates terminal adipocyte differentiation through direct interaction with C/EBPs. Genes Dev. 10:2794–804

23 Richon VM, Lyle RE, McGehee RE Jr. 1997. Regulation and expression of retinoblas-toma proteins p107 and p130 during 3T3-L1 adipocyte differentiation. J. Biol. Chem. 272:10117–24

24 Spiegelman BM, Choy L, Hotamisligil G, Graves RA, Tontonoz P. 1993. Regulation of adipocyte gene expression in differentiation and syndromes of obesity/diabetes. J. Biol. Chem. 268:6823–26

25 Adams M, Montague CT, Prins JB, Holder JC, Smith SA, et al. 1997a. Activators of perox-isome
proliferator-activated receptor have depot-specific effects on human preadipocyte differentiation. J. Clin. Invest. 100:3149–53

26 Djian P, Roncari DAK, Hollenberg CH. 1985. Adipocyte precursor clones vary in capacity for differentiation. Metabolism 34:880–83 Dorfler H, Rauh G, Bassermann R. 1993. Lipoa-trophic diabetes. Clin. Invest. 71:264–69

27 Morimoto C, Tsujita T, Okuda H. 1997. Norepinephrine-induced lipolysis in rat fat cells from visceral and subcutaneous sites: role of hormone-sensitive lipase and lipid droplets. J. Lipid Res. 38:132–38

28 Ostman J, Arner P, Engfeldt P, Kager R. 1979. Regional differences in the control of lipol-ysis in human adipose tissue. Metabolism 28:1198–205

29 Graves RA, Tontonoz P, Spiegelman BM. 1992. Analysis of a tissue-specific enhancer: ARF6
regulates adipogenic gene expression. Mol. Cell. Biol. 12:1202–8

30 Tontonoz P, Graves RA, Budavari AI, Erdjument-Bromage H, Lui M, et al. 1994a. Adipocyte-specific transcription factor ARF6 is a heterodimeric complex of two nuclear hormone receptors, PPAR and RXR_. Nucleic Acids Res. 22:5628–34

31 Tontonoz P, Hu E, Graves RA, Budavari AI, Spiegelman BM, 1994b. mPPAR 2: tissue-specific
regulator of an adipocyte enhancer. Genes Dev. 8:1224–34

32 Fajas L, Auboeuf D, Rasp´ e E, Schoonjans K, Lefebvre A-M, et al. 1997. The organiza-tion,
promoter analysis, and expression of the human PPAR gene. J. Biol. Chem. 272:18779–89

33 Braissant O, Foufelle F, Scotto C, Dauca M, Wahli W. 1996. Differential expression of peroxisome proliferator-activated receptors (PPARs): tissue distribution of PPAR-gamma in the adult rat. Endocrinology 137:354–66

34 Tontonoz P, Hu E, Spiegelman BM. 1994c. Stimulation of adipogenesis in fibroblasts by PPAR 2, a lipid-activated transcription fac-tor. Cell 79:1147–56

35 Tontonoz P, Hu E, Devine J, Beale EG, Spiegel-man BM. 1995. PPAR 2 regulates adipose expression of the phosphoenolpyruvate car-boxykinase gene. Mol. Cell. Biol. 15:351–57

36 Barak Y, Nelson MC, Ong ES, Jones YZ, Ruiz-Lozano P, et al. 1999. PPAR gamma is re-quired
for placental, cardiac, and adipose tissue development. Mol. Cell 4:585–95

37 Kubota N, Terauchi Y, Miki H, Tamemoto H, Yamauchi T, et al. 1999. PPAR gamma me-diates
high-fat diet-induced adipocyte hy-pertrophy and insulin resistance. *Mol. Cell* 4:597–609

38 Lehmann JM, Moore LB, Smith-Oliver TA, Wilkison WO, Willson TM, Kliewer SA, 1995. An antidiabetic thiazolidinedione is a high affinity ligand for peroxisome proliferator-activated receptor (PPAR). J. Biol. Chem. 270:12953–56

39 Forman BM, Tontonoz P, Chen J, Brun RP, Spiegelman BM, Evans RM. 1995. 15- Deoxy-1 12;14 postaglandin J 2 is a ligand for the adipocyte determination factor PPAR . Cell 83:803–12

40 Kliewer SA, Lenhard JM, Willson TM, Patel I, Morris DC, Lehmann JM. 1995. A prostaglandin J 2 metabolite binds peroxisome proliferator-activated receptor g and promotes adipocyte differentiation. Cell 83:813–19

41 Cao Z, Umek RM, McKnight SL. 1991. Regulated expression of three C/EBP isoforms during adipose conversion of 3T3-L1 cells. Genes Dev. 5:1538–52

42 Darlington GJ, Ross SE, MacDougald OA. 1998. The role of C/EBP genes in adipocyte differentiation. J. Biol. Chem. 273:30057–60

43 Yeh WC, Cao Z, Classon M, McKnight SL. 1995. Cascade regulation of terminal adipocyte differentiation by three members of the C/EBP family of leucine zipper pro-teins. Genes Dev. 15:168–81

44 Tanaka T, Yoshida N, Kishimoto T, Akira S, 1997. Defective adipocyte differentiation in mice lacking the C/EBP-alpha and/or C/EBP-beta gene. EMBO J. 16:7432–43

45 Freytag SO, Paielli DL, Gilbert JD. 1994. Ectopic expression of the CCAAT/enhancer binding protein alpha promotes the adi-pogenic program in a variety of mouse fi-broblastic cells. Genes Dev. 8:1654–63

46 Lin FT, Lane MD. 1992. Antisense CCAAT/enhancer-binding protein RNA suppresses coordinate gene expression and triglyceride accumulation during differentiation of 3T3- L1 preadipocytes. Genes Dev. 6:533–44

47 Wang ND, Finegold MJ, Bradley A, Ou CN, Abdelsayed SV, et al. 1995. Impaired energy homeostasis in C/EBP alpha knockout mice. Science 269:1108–12

48 Wu Z, Bucher NLR, Farmer SR. 1996. In-duction of peroxisome proliferator-activated receptor during the conversion of 3T3 fibroblasts into adipocytes is mediated by C/EBP-alpha, C/EBP-beta, and glucocorticoids. Mol. Cell. Biol. 16:4128–36

49 Rosen ED, Sarraf P, Troy AE, Bradwin G, Moore K, et al. 1999. PPAR gamma is required for the differentiation of adipose tissue in vivo and in vitro. Mol. Cell 4:611–17

50 Wu Z, Rosen ED, Brun R, Hauser S, Adelmant G, et al. 1999b. Cross-regulation of C/EBPs and PPARs controls the transcriptional pathway of adipogenesis and insulin sensitivity. Mol. Cell 3:151–58

51 El-Jack AK, Hamm JK, Pilch PF, Farmer SR. 1999. Reconstitution of insulin-sensitive glu-cose transport in fibroblasts requires expres-sion of both PPAR gamma and C/EBP alpha. J. Biol. Chem. 274:7946–51

52 Park EA, Roesler WJ, Liu J, Klemm DJ, Gurney AL, et al. 1990. The role of the CAAT/enhancer-binding protein in the tran-scriptional regulation of the gene for phos-phoenolpyruvate carboxykinase (GTP). Mol. Cell. Biol. 10:6264–72

53 Christy RJ, Yang VW, Ntambi JM, Get-man DE, Landschulz WH, et al. 1989. Differentiation-induced gene expression in 3T3-L1 preadipocyte: CCAAT/enhancer-

binding protein interacts with and activates the promoters of two adipocyte-specific genes. Genes Dev. 3:1323–35

54 Fajas L, Schoonjans K, Gelman L, Kim JB, Najib J, et al. 1999. Regulation of peroxisome proliferator-activated receptor expression by adipocyte differentiation and determina-tion factor 1/ sterol regulatory element bind-ing protein 1: implications for adipocyte dif-ferentiation and metabolism. Mol. Cell. Biol.19:5495–503

55 Brown MS, Goldstein JL. 1997. The SREBP pathway: regulation of cholesterol metabolism by proteolysis of a membrane-bound transcription factor. Cell 89:331–40

56 Girard J, Perdereau D, Foufelle F, Prip-Buus C, Ferre P. 1994. Regulation of lipogenic en-zyme
gene expression by nutrients and hor-mones. FASEB J. 8:36–42

57 Benito M, Porras A, Nebreda AR, Santos E. 1991. Differentiation of 3T3-L1 fibroblasts to adipocytes induced by transfection of ras oncogenes. Science 253:565–68

58 Porras A, Nebreda AR, Benito M, Santos E. 1992. Activation of ras by insulin in 3T3 L1 cells does not involve GTPase-activating protein phosphorylation. J. Biol. Chem. 267:21124–31

59 Preston T, Brownell H, Raptis L. 1997. The timing of insulin/c-ras signal is critical for its effect upon the differentiation of C3H10T1/2-derived preadipocytes. Cancer Letts. 115:165–71

60 Magun R, Burgering BM, Coffer PJ, Pardasani D, Lin Y, et al. 1996. Expression of a constitutively activated form of protein kinase B (c-Akt) in 3T3-L1 preadipose cells causes spontaneous differentiation. En-docrinology 137:3590–93

61 Wu Z, Xie Y, Bucher NLR, Farmer SR. 1995. Conditional ectopic expression of C/EBP in NIH-3T3 cells induces PPAR and stimulates adipogenesis. Genes Dev. 9:2350–63

62 Smas CM, Chen L, Zhao L, Latasa M-J, Sul HS. 1999. Transcriptional repression of pref-1 by glucocorticoids promotes 3T3-L1 adipocyte differentiation. J. Biol. Chem. 274:12632–41

63 Catalioto RM, Gaillard D, Ailhaud G, Negrel R. 1992. Terminal differentiation of mouse preadipocyte cells: the mitogen adipogenic role of growth hormone is mediated by the protein kinase C signaling pathway. Growth Factors 6:255–64

64 Green H, Morikawa M, Nixon T. 1985. A dual effector theory of growth-hormone activity. Differentiation 29:195–98

65 Wabitsch M, Hauner H, Heinze E, Teller WM. 1995. The role of growth hormone/insulin-like growth factors in adipocyte differentiation. Metabolism 44:45–49

66 Reusch JE, Colton LA, Klemm DJ. 2000. CREB activation induces adipogenesis in 3T3-L1 cells. Mol. Cell. Biol. 20:1008–20

67 Rudolph D, Tafuri A, Gass P, Hammerling GJ, Arnold B, Schutz G. 1998. Impaired fetal T cell development and perinatal lethality in mice lacking the cAMP response element binding protein. Proc. Natl. Acad. Sci. USA 95:4481–86

68 Ohsumi J, Sakakibara S, Yamaguchi J, Miyadai K, Yoshioka S, et al. 1994. Troglitazone pre-vents
the inhibitory effects of inflammatory cytokines on insulin-induced adipocyte dif-ferentiation in 3T3-L1 cells. Endocrinology 135:2279–82

69 Petruschke T, Hauner H. 1993. Tumor necrosis factor-alpha prevents the differentiation of human adipocyte precursor cells and causes delipidation of newly developed fat cells. J. Clin. Endocrinol. Metab. 76:742–47

70 Hauner H, R¨ohrig K, Petruschke T. 1995. Effects of epidermal growth factor (EGF), platelet-derived growth factor (PDGF) and fibroblast growth factor (FGF) on human adipocyte development and function. Eur. J. Clin. Invest. 25:90–96

71 Navre M, Ringold GM. 1989. Differential effects of fibroblast growth factor and tumor promoters on the initiation and maintenance of adipocyte differentiation. J. Cell Biol. 109:1857–63

72 Serrero G, Mills D. 1991. Physiological role of epidermal growth factor on adipose tissue development in vivo. Proc. Natl. Acad. Sci. USA 88:3912–16

73 Luetteke NC, Lee DC, Palmiter RD, Brinster RL, Sandgren EP. 1993. Regulation of fat and muscle development by transforming growth factor alpha in transgenic mice and in cul-tured cells. Cell Growth Differ. 4:203–13

74 Petruschke T, Rohrig K, Hauner H. 1994. Transforming growth factor beta (TGF-beta) inhibits the differentiation of human adipocyte precursor cells in primary culture. Int. J. Obes. Relat. Metab. Disord.18:532–36

75 Sparks RL, Allen BJ, Strauss EE. 1992. TGF-beta blocks early but not late differentiation specific gene expression and morphologic differentiation of 3T3 T proadipocytes. J. Cell Physiol. 150:568–77

76 Adams M, Reginato, MJ, Shao D, Lazar MA, Chatterjee VK. 1997b. Transcriptional acti-vation
by peroxisome proliferator-activated receptor is inhibited by phosphorylation at a consensus mitogen-activated protein kinase site. J. Biol. Chem. 272:5128–32

77 Camp HS, Tafuri SR. 1997. Regulation of peroxisome proliferator-activated receptor ac-tivity by mitogen-activated protein kinase. J. Biol. Chem. 272:10811–16

78 Font de Mora J, Porras A, Ahn N, Santos E. 1997. Mitogen-activated protein kinase acti-vation is not necessary for, but antagonizes, 3T3-L1 adipocyte differentiation. Mol. Cell. Biol. 17:6068–75

79 Hu E, Kim JB, Sarraf P, Spiegelman BM. 1996. Inhibition of adipogenesis through MAP kinase-mediated phosphorylation of PPAR . Science 274:2100–3

80 Solomon C, White JH, Kremer R. 1999. Mitogen-activated protein kinase inhibits 1,25-dihydroxyvitamin D3-dependent signal transduction by phosphorylating human retinoid X receptor alpha. J. Clin. Invest. 103:1729–35

81 Engelman JA, Lisanti MP, Scherer PE. 1998. Specific inhibitors of p38 mitogen-activated protein kinase block 3T3-L1 adipogenesis. J. Biol. Chem. 273:32111–20

82 Smas CM, Sul HS. 1993. Pref-1, a protein containing EGF-like repeats, inhibits adipocyte differentiation. Cell 73:725–34

83 Smas CM, Chen L, Sul HS. 1997. Cleavage of membrane-associated pref-1 generates a soluble inhibitor of adipocyte differentiation. Mol. Cell. Biol. 17:977–88

84 Champigny O, Ricquier D. 1996. Evidence from in vitro differentiating cells that adreno-ceptor agonists can increase uncoupling protein mRNA level in adipocytes of adult humans: an RT-PCR study. J. Lipid Res. 37:1907–14

85 Garruti G, Ricquier D. 1992. Analysis of uncoupling protein and its mRNA in adipose tissue deposits of adult humans. Int. J. Obes. Relat. Metab. Disord. 16:383–90

86 Tai TAC, Jennermann C, Brown KK, Oliver BB, MacGinnitie MA, et al. 1996. Activation of the nuclear receptor peroxisome proliferator-activated receptor gamma pro-motes brown adipocyte differentiation. J. Biol. Chem. 271:29909–14

87 Dreyer C, Krey G, Keller H, Givel F, Helftenbein G, Wahli W. 1992. Control of the peroxisomal
betaoxidation pathway by a novel family of nuclear hormone receptors. Cell 68:879–87

88 Wu Z, Puigserver P, Andersson U, Zhang C, Adelmant G, et al. 1999a. Mechanisms con-trolling
mitochondrial biogenesis and respiration through the thermogenic coactivator PGC-1. Cell 98:115–24

89 Puigserver P, Wu Z, Park CW, Graves R, Wright M, Spiegelman BM. 1998. A coldinducible coactivator of nuclear receptors linked to adaptive thermogenesis. Cell 92:829–39

90 Guerra C, Koza RA, Yamashita H, Walsh K, Kozak LP. 1998. Emergence of brown adipocytes in white fat in mice is under genetic control. J. Clin. Invest. 102:412–20

91 Moreno MJ, Martinez JA. 2002. Adipose tissue: a storage and secretori organ. An Sist. Sanit. Navar.25 Supp l. :29-39

92 Mohamed-Ali V, Goodrick S, Rawesh A, Katz D, Miles JM, Yudkin JS, Klein S and Coppack SW. Subcutaneous adipose tissue releases interleukin 6, but not tumor necrosis factor-alpha, in vivo. *J Clin Endocrinol Metab* 82:4196-4200, 1997.

93 Straub RH, Hense HW, Andus T, Scholmerich J, Rigge GA, and Schunkert H. 2000.J.Clin.Endocrinol.Metab 85:1340-1344.

94 Fernandez-Real JM, Vayreda M, Richart C, Gutierrez C, Broch M, Vendrell J, and Ricart W. 2001. Circulating interleukin 6 levels, blood pressure, and insulin sensitivity in apparently healthy men and women. J.Clin.Endocrinol.Metab.86:1154-1159.

95 Pradhan AD, Manson JE, Rifai N, Buring JE, and Ridker PM. C-reactive protein, interleukin 6, and risk of developing type 2 diabetes mellitus 2001. J.Am.Med.Assc. 286:327-334.

96 Fried SK, Bunkin DA, Greenberg AS. 1998 Omental and subcutaneous adipose tissue of obese subjects release interleukin-6: depot difference and regulation by glucocorticoid. J.Clin..Endocrinol.Metab.83:847-50.

97 Yudkin JS, Stehouwer CD, Emeis JJ, Coppack SW. 1999. C-reactive preotein in healthy subjects:associations with obesity, insulin resistance and endothelial dysfunction: a potential role for cytokines originating from adipose tissue. Arterioscler Thromb Vasc Biol Apr;19(4):972-8

98 Techernof A, Nolan A, Sites CK. 2001. Weight loss reduces C-reactive protein levels in obese postmenopausal women. Circulation. 105:564-569.

99 Lee YH, Pratley RE. 2005. The evolving role of inflammation in obesity and the metabolic syndrome. Curr Diab Rep. Feb;5(1):70-5 Fuller GM and Ritchie D.G. 1982: Ann.N.Y.Acad Sci 389,308-322

100 Li SP, Goldman ND. 1996. Regulation of human C- reactive protein gene expression by two synergistic IL-6 responsive elements.Bichemstry 35:9060.

101 Majello BR, Arcone C, Toniatti, Ciliberto G. 1990. Costitutive and IL-6-induced nuclear factors that interact with the human C-ractive protein promoter. EMBO J. 9:457.

102 Memoli B,Postiglione L, Bisesti V, Esposito P,Saravo MT,Cimmaruta C,Nicosia V,Liberti R,Cianciaruso B. 2002. Solubile Interleukin 6 "antagonistic" receptor (sgp130) release by peripheral blood mononuclear cells in hemodialysis patients: a longitudinal cross over study. J Am Soc Nephrol, 13:217A.

103 Zeller J.M.,Kwbak B.M. and Gewurz H. 1989: Binding site for CRP on human monocytesare distinct from IgG Fc receptors. Immunology 67-51.

104 Kuta A.E.,and Baum L.L. 1986: CRP is produced by small number of normal human peripheral blod lyimphocytes. J.Exp.Med.164-321 (voce 34)

105 Murphy T.M., Baum L.L. and Beaman K.D. 1991: Extrahepatic transcription of human CRP. J.Exp.Med.

106 Egenhofer C. Alsdorff K.,Feshel K. And Kolb-Bachofen V. 1993: Membrane-associated CRP on rat liver macrophages is synthesized within the macrophages, espressed as neo-C-reactive protein and bound through a CRP-specific membrane receptor. Hepatology 18:1216

107 Kolb-Bachofen V.,Puchtateudt N., and Egenhofer C. 1995: Expression of membrane associated CRP by Human monocytes:indications for a selectin-likeactivity partecipating in adhesion. Glycoconj. J. 12(Suppl.2)-122

108 Stenvinkel P, Barany P, Heimburger O, et al: Mortality, malnutrition, and atherosclerosis in ESRD: What is the role of interleukin 6? Kidney Int 61:S103-S108, 2002 (suppl 80)

109 Murakami M, Hibi M, Nakagawa N, et al: IL-6-induced homodimerization of gp130 and associated activation of a tyrosine kinase. Science 260:1808-1810, 1993

110 Rose-John S, Ehlers M, Grotzinger J, et al: The soluble interleukin 6 receptor. Ann N Y Acad Sci 762:207-220, 1995

111 Memoli B, Postiglione L, Cianciaruso B, et al: Role of different dialysi membranes in the release of interleukin 6 soluble receptor in uremic patients. Kidney Int 58:417-424, 2000

112 Ganapathi M.K., Schultz D.,Mackiewicz A., Samols D.,Hu S.I., Brabene A., Macintyre S.S. and Kushner I. 1988. J.Immunol. 141:564-569.

113 Panagiotakos DB, Pitsavos C, Yannakoulia M, Chrysohoou C, Stefanadis C: The implication of obesity and central fat on markers of chronic inflammation: The ATTICA study. Atherosclerosis 183:308-315, 2005.

114 Piche ME, Lemieux S, Weisnagel SJ, Corneau L, Nadeau A, Bergeron J : Relation of highsensitivity C-reactive protein, interleukin-6, tumor necrosis factor-alpha, and fibrinogen to abdominal adipose tissue, blood pressure, and cholesterol and triglyceride levels in healthy postmenopausal women. Am J Cardiol 96:92-97, 2005.

115 Fried SK, Bunkin DA, Greenberg AS: Omental and subcutaneous adipose tissue of obese subjects release interleukin 6: depot difference and regulation by glucocorticoid. J Clin Endocrinol Metab 83:847-850, 1998.

116 Anty R, Bekri S, Luciani N, Saint-Paul MC, Dahman M, Iannelli A, Amor IB, Staccini-MyxA, Huet PM, Gugenheim J, Sadoul JL, Le Marchand-Brustel Y, Tran A, Gual P: The inflammatoryC-reactive protein is increased in both liver and adipose tissue in severely obese patients
independently from metabolic syndrome, Type 2 diabetes, and NASH. *Am J Gastroenterol* 101:1824-1833, 2006.

117 Wisse BE: The inflammatory syndrome: the role of adipose tissue cytokines in metabolic disorders linked to obesity. *J Am Soc Nephrol* 15:2792-2800, 2004.

118 Calabrò P, Chang DW, Willerson JT, Yeh ETH: Release of C-reactive protein in response to inflammatory cytokines by human adipocytes: linking obesity to vascular inflammation. *J Am College of Cardiology* 46:1112-1113, 2005.

119 Ridker PM, Cannon CP, Morrow D, Rifai N, Rose LM, McCabe CH, Pfeffer MA,Braunwald E: C-Reactive protein levels and outcomes after statin therapy. *N Engl J Med* 352:20-28, 2005.

RINGRAZIAMENTI

Ringrazio il Professore Vittorio Andreucci per accettato di scrivere la prefazione pe ril manoscritto, ho lavorato nel suo istituto ed ho ricevuto la sua fiducia coordinando tutti i progetti di ricerca e dirigendo il suo laboratorio di Biochimica, Biologia Molecolare e Cellulare; ho trascorso anni bellissimi lavorando con entusiasmo nel suo team. Grazie Professore per le bellissime parole.
Grazie al Dottore Vincenzo Bisesti per i suoi preziosi consigli tecnici senza i quali il progetto avrebbe subito bruschi arresti.

Dedico questo lavoro a mia moglie Donatella che, con pazienza, ha sempre assecondato la mia passione per la ricerca sostenendomi nei momenti negativi della mia carriera. Inoltre dedico il manoscritto a mia figlia Andreasophie stella fiammeggiante della mia vita.

In memoria del Prof. Bruno Memoli

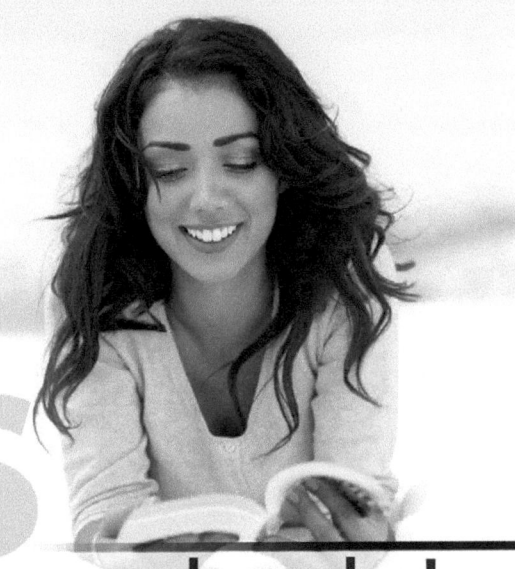
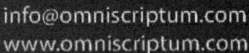
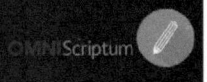

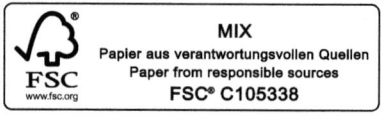